最新版

老けない人は何を食べているのか

[illegible]由香子

青春新書
PLAYBOOKS

はじめに

老ける老けないは、食事や食習慣と深い関係があります

みなさんは、同窓会などに出席したとき、こんな経験はありませんか？　クラスのアイドルだった男子や女子が疲れた中年・熟年になってしまっていたり、逆に肥満体だった人がスマートになってきらきら輝いていたり――。

アンチエイジングというと、外見を若々しく保つために、毎日どのようにお肌の手入れをしたらいいのか――そんな、化粧品などの美容分野のお話と思われる方が多いのではないでしょうか。かつては私も、そのひとりでした。30歳くらいまでは、自分の肌や見た目のアンチエイジングを、化粧品の力にゆだねていたのです。

しかしその後、数カ月海外で暮らしたことで、アンチエイジングに対する考え方が180度変わりました。食事が原因で肌が荒れ、体型は崩れ、体調不良にまで陥って

しまったのです。きっと、そのときの私の外見は10歳は老けていたことでしょう。

このことがきっかけとなり、食の大切さを痛感した私は、管理栄養士となりました。現在は日本抗加齢医学会に所属し、日本抗加齢医学会指導士の立場から「食事からのアンチエイジング」をテーマに栄養・食事指導を行っています。

加齢とともに同じ年齢でも老ける度合いが変わってきます。老ける度合いは、食事や食習慣と深い関係があるのです。つまり毎日・毎食、どういう食事をするかで、老けるか老けないかを決定づけてしまうのです。

たとえば、禁酒したら肌がきれいになったという声を多くの方から聞きます。これは、ビタミンCが関係しています。お酒をたくさん飲む人はビタミンCの消費が多いため、ビタミンCが不足しがちです。ビタミンCはカラダの中で老いの防止に役立っていますが、体内で作ることはできません。食事から補給しなければならないのです。

また、人間は血管から老いるといわれていますが、活性酸素がその原因のひとつ。活性酸素は、血管を硬くして動脈硬化を引き起こしたり、シワやシミの原因にもなり、エイジング（老い）に加担します。しかし、アンチエイジングの敵であるこの活性酸素は、食事の力で撃退することができます。

本書は2015年に出版した同名書籍のアップデート版です。おかげさまで前作はベストセラーとなり、多くの人に読んでいただきました。

しかし、およそ10年の間に、栄養学及び抗加齢栄養学の研究は大きく進み、新たな知見が積み重なっています。

その最新の情報を多数加え、さらに既存の項目も最先端の内容に更新したのが本書です。

どんな食品をどう食べれば、見た目もカラダもアンチエイジングできるのか、具体的な事例を挙げながら対処法を紹介しています。

ご自身がアンチエイジングのために良かれと実践していた食事が、実はエイジングを加速してしまっているかもしれません。思い込みや間違った常識を払拭して、本当に効果的な「食事からのアンチエイジング」を実践しましょう。

そして本書を手に取られたひとりでも多くの方が、いつまでも若々しく健康で、幸せな人生を過ごされることを願っております。

最新版
老けない人は何を食べているのか

contents

第2章 肌年齢が若い人は何を食べているのか

第3章 見た目が若い人は何を食べているのか

第4章 カラダがサビない人は何を食べているのか

第5章

血管年齢が若い人は何を食べているのか

第6章 老ける食習慣、老けない食習慣

第1章

老けない人だけが知っている最新栄養学

たんぱく質ブームで、老け顔の人が増えている⁉

ここ数年、たんぱく質ブームが続いています。

確かに、たんぱく質は、皮膚や筋肉、骨や血液などの素となるとても重要な栄養素です。でも、肉や魚、卵、大豆・大豆製品などのたんぱく質ばかり食べて、ごはんなどの炭水化物や脂質の摂取を抑えてしまっている人は、すぐにでも食生活を改善したほうが懸命です。

なぜなら、その食べ方では、若々しさを保つどころか、すっかり〝老け顔〟になってしまっている可能性があるからです。

炭水化物や脂質の摂取を抑えてしまうと、顔の脂肪組織が縮み、筋肉量が減って皮膚が薄くなります。その結果、顔全体が萎縮し、肉が下垂《かすい》し、筋肉の過剰な緊張で怒ったような表情に見え、年齢以上に老けた印象を与えてしまいます。

そんな老け顔にならないためにもたんぱく質を優先して食べたほうがいいんじゃないの？　と考えている方が非常に多いのですが、そのために炭水化物や脂質を減らしてしまうのは大きな間違いです。たんぱく質に偏った食事をしているとエネルギー不足を起こし、たんぱく質が本来の働きをできなくなって、結果的にどんどん老け顔になってしまうからです。

人間のカラダは〝エネルギー・ファースト〟でできています。そのため、食事からとった栄養は、筋肉や骨格を作るために使われるよりも、まずはカラダを動かすエネルギーを満たすために使われます。

私たちがカラダを動かすための最大のエネルギー源はブドウ糖なので、糖質が不足してしまうと、どうしてもエネルギー不足を起こします。すると、食事からとったたんぱく質は、筋肉や骨をはじめとした組織を合成するためではなく、不足したエネルギーを補うために使われてしまうのです。

さらにエネルギーが不足している場合は、カラダの組織を分解してエネルギーとして使います。つまり、炭水化物や脂質を抑えた食事をして激しい運動などをしてしまうと、筋肉がつくどころか、逆に減ってしまうのです。

たんぱく質ブームに踊らされて老け顔にならないためには、毎食、たんぱく質だけではなく、ごはんやパンといった主食と、適度な脂質をとることが大切です。人はエネルギーを得るために糖質と脂質を同時に利用しています。また、脂質は糖質がないと完全燃焼できません。両方とることが重要なのです。

具体的には、1日の総エネルギー量の50〜65％を炭水化物でとるようにします。年齢や性別、活動量によって異なりますが、おおよそ1食、ごはん茶碗に軽めに1杯（150g）が目安。コンビニのおにぎり1個では少し足りません。食パンなら、6枚切りで1・5枚、8枚切りで2枚ほどです。

脂質は、肉や魚などのおかずを食べればある程度とれるはずです。生野菜しか食べないなど、極端に脂質を抑えた食事でなければ、大丈夫でしょう。

たんぱく質ブームで、ごはんやパンはとかく悪者にされがちですが、毎食主食を食べることで、ハリのある若々しい顔を1日でも長く維持していきましょう。

「新やせ菌」を発見！ 腸内環境を整える、この菌を増やす食べ物とは

いくつになっても若々しく見える人や健康を維持している人の条件のひとつといえば、余分な脂肪がついていないこと。

40代に入ると代謝が落ち、どうしても太りやすくなりがちですが、特別な努力をしなくても太りにくい人もいて、「この差はなに？」と悩んだことのある人も少なくないと思います。

そんな悩みをお持ちの方々の間で一時話題になったのが、「やせ菌」の存在です。腸の中に、ある特定の菌を持っている人はカラダに脂肪がつきにくいといわれていました。

ただし、当時「やせ菌」といわれていたのは、クリステンセネラ菌とアッカーマン

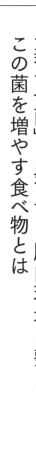

シア菌で、日本人でクリステンセネラ菌を持っている人はほとんどおらず、アッカーマンシア菌を腸内細菌の1％以上保有している人は1割程度と少なく、日本人がこれらの菌を増やすことで太りにくいカラダを手に入れるのは難しいと結論づけられていました。

ところが近年になって、日本人の9割が腸内に保有している「新やせ菌」が発見され、私たち日本人もこの菌を増やすことで太りにくいカラダになれるということがわかったのです。

そんな注目の新やせ菌は、ブラウティア菌といいます。

2019年、弘前大学の中路重信特任教授らのグループが、腸内フローラのブラウティア菌が多いほど内臓脂肪が少ないことを発見しました。ブラウティア菌は脂肪組織などへの直接作用や腸内環境の改善によって、肥満や糖尿病を改善する可能性があり、私たちにとって有用な細菌であるとされています。

ただし、腸内フローラにおけるブラウティア菌の割合が大事で、全体の1％くらいでは太っている人もいて、6％以上になると標準体型かやせ型に分類される人の割合が格段に上がるとされています。

では、どうやって腸内のブラウティア菌を増やせばいいのか、ということですが、これが実は、意外と簡単です。いつも食べるごはんを冷まして食べるだけでいいのです。ごはんが冷めると、難消化性でんぷんが増えることがわかっています。これは、腸内細菌のエサとなる食物繊維と同じ働きをする成分なので、ぜひ、今日からでも実施していただきたいと思います。大麦などの雑穀類をごはんを炊くときに混ぜて食物繊維をとるのも有効です。

付け加えると、近年よくいわれているように、腸内細菌はさまざまな種類の細菌が活性化していることが重要です。細菌によって好みのエサは異なるので、食物繊維だけではなく、肉、魚、野菜をはじめ、バランスの良い食事を心がけ、ヨーグルトなどでビフィズス菌や乳酸菌をとることも、忘れないようにしてください。

豚バラ肉で血管が若返る⁉
オレイン酸がコレステロールを減らす

人が老いるときは、血管から老いる――。

そんな言葉を聞いたことがあるのではないでしょうか。確かに、私たちのカラダのあらゆる組織に酸素と栄養を送っているのは血管ですから、血管が老いてしまうと、体中が老けていってしまいます。

そして、血管を老けさせる最大の要因が、いわゆる悪玉コレステロールと呼ばれてきたＬＤＬコレステロールであり、「コレステロールが増えない食事を心がけましょう」といわれてきました。

そこで〝悪者〟とされてきたのが、コレステロールを上げる飽和脂肪酸を多く含む、肉の脂身です。そのため、「脂身が多いバラ肉はカラダに悪いので食べてはいけない」

といわれてきました。私もかつてはそう考えたこともあったのですが、いま現在は、豚や牛のバラ肉などもたまには食べてもいいと考えるようになりました。

というのも、肉の脂身には、コレステロールを減らすオレイン酸も含まれているからです。

オレイン酸はオリーブ油に含まれていることで有名な、一価不飽和脂肪酸の一種です。また、脂身に含まれている飽和脂肪酸の一部は体内で一価不飽和脂肪酸にも変換されるので、脂身は絶対に食べてはダメ、というわけではないのです。

大さじ1杯のオリーブ油に含まれる一価不飽和脂肪酸は14600㎎ですが、豚のバラ肉100gに含まれる一価不飽和脂肪酸は14000㎎と、ほぼ同等です。牛のバラ肉100gだと19000㎎です。

ですから、野菜の肉巻きなど、バラ肉で作ったほうがおいしい料理については、たまにはバラ肉で食べるのもよいと思います。

ただし、一価不飽和脂肪酸はとりすぎるとかえってよくないこともわかっています。バラ肉をたくさん食べたほうがカラダに良い、という話ではないのでご注意ください。

だらだら食いが、細胞内に老廃物を溜めていく

夕食のあと、寝るまでの間に、ついだらだらとお菓子やおつまみを食べ続けたりしていませんか。こうしただらだら食いがカラダに悪いことは皆さんもなんとなくご存じだと思いますが、胃に負担がかかるとか、太りやすくなるとか、そうした影響ぐらいだと思っているのではないでしょうか。

だらだら食いの悪影響を甘く見てはいけません。実は、だらだら食いを続けていると、全身の細胞に老廃物が溜まりやすくなって、細胞から老け込んでしまうのです。

これには、2016年にノーベル生理学・医学賞を受賞した大隅良典先生が発見した、オートファジーが関係しています。

オートファジーとは、代謝の過程で失敗したたんぱく質の不良品などをリサイクル

するシステムです。だらだら食いをしていると、この機能が低下して、細胞内に老廃物が溜まっていってしまうのです。

オートファジーは飢餓状態で活性化し、食事をすると一時的に低下することが知られています。ですから、だらだら食いをしていると、オートファジー機能が長時間にわたって低下したままになってしまい、私たちのカラダは細胞レベルで老け込んでいってしまうでしょう。

大隅先生は、オートファジーを活性化するための食習慣として、腹八分目を心がける、揚げ物などの高脂肪食はたまに食べる程度に抑える、主食をごはん茶碗1杯軽く食べる、間食を控えるといったことを挙げています。

また、オートファジーによる老廃物の処理は睡眠中に行われるため、質の高い睡眠も重要です。オートファジー機能を十分に働かせるためには、夕食を食べてから睡眠までの時間を最低3時間は空けることが推奨されています。

体内時計を乱さず、オートファジーを働かせるためにも、腹八分目で、朝・昼・晩、規則正しい食生活を心がけて、細胞から若さを保ちましょう。

役立たずな上にシワの原因に…体内に居続ける「老化細胞」とは

皆さんは、「老化細胞」という言葉を耳にしたことはあるでしょうか。

なんとなく、〝中高年の、古くなった細胞〟というイメージを持たれると思いますが、実は、赤ちゃんや若者のカラダにも存在する、大変やっかいな細胞です。

老化細胞は、簡単に言うと、いつまでもカラダに居座る細胞のことです。

本来細胞は、50回ほど細胞分裂をすると分裂を停止し、カラダに不要な細胞として、白血球の一種であるマクロファージなどによって除去されます。しかし、一部は体内に残ってしまい、年齢を重ねるほどに増えていきます。これが、老化細胞です。

老化細胞は、本来の細胞の働きをしなくなっているので、カラダの中にあっても良いことはひとつもありません。たとえば、皮膚にある老化細胞はコラーゲンが作れなくなっているため、そこに存在するだけで、シワの原因になってしまうのです。

さらに、老化細胞は、炎症性サイトカインという物質を出し、私たちの体内のあちこちで小さな炎症を発生させます。この炎症が自覚症状のないまま長期にわたって続くのが、いわゆる慢性炎症で、動脈硬化をはじめ、がんや糖尿病といったさまざまな病気、老化のおおもとになるといわれています。

ですから、私たちが若々しくいるためには、できるだけ老化細胞が増えないように、そして老化細胞が炎症性サイトカインを出さないようにしたいわけです。

ではどうすればいいのか――大切なのは、やはり抗酸化と抗糖化です。

日頃から健康に注意されている方にとって、「抗酸化」と「抗糖化」はもはや常識かもしれませんが、ご存じない方のためにも、簡単に説明しておきましょう。

私たちの体内を老けさせる最大の要因に、酸化と糖化があります。

酸化とは、主に、呼吸から取り込んだ酸素の一部によって、あるいは紫外線やストレスなどの影響よって過剰に増えた活性酸素の働きで起きます。体内のさまざまな組織が酸化し（サビてしまい）、本来の働きができなくなります。

糖化とは、カラダを構成するたんぱく質と余分な糖が結びつく現象でＡＧＥｓ（終末糖化産物）を作ります。たんぱく質が糖化を受けると、本来の働きは劣化。さらに、ＡＧＥｓは細胞や臓器を老けさせ、さまざまな病気の要因となります。

こうした酸化と糖化を防ぐことが、抗酸化と抗糖化です。

抗酸化対策としては、やはり暴飲暴食を避けることがもっとも重要です。特に多量の飲酒はものすごい量の活性酸素産生につながります。

抗糖化対策としては、甘いものなど糖質のとりすぎに注意して、血糖値の急上昇を防ぐこと。そして、ＡＧＥｓを含む食べ物を控えることです。ＡＧＥｓは体内でも作られますが、食事からとったＡＧＥｓによっても増えます。ＡＧＥｓは加熱によって食品中の糖とたんぱく質が反応して作られ、茶色く焦げた肉やパンケーキなどに含まれています。食べ物からとったＡＧＥｓの７％は体内に残るといわれています。

なお、慢性炎症を防ぐ食材をひとつ挙げるなら、高い抗酸化力と抗糖化力を発揮するスルフォラファンを多量に含むブロッコリースプラウト、ブロッコリーなどのアブラナ科野菜がおすすめです。積極的に毎日の食事に取り入れてください。

最強のアンチエイジング食だった！ブロッコリースプラウトの秘密

アンチエイジングに効果がある成分といえば、ビタミンCやビタミンEをはじめとしたビタミン類や、マグネシウムや亜鉛などのミネラル類がよく知られています。

そこで、ビタミンCやビタミンEを豊富に含むキウイフルーツや、マグネシウムが豊富な海藻類、亜鉛が豊富なカキなどが、強力なアンチエイジング食として、よく紹介されています。

それはそれで決して間違ってはいないのですが、いま、アンチエイジングのキーワードとしてもっとも注目されているのは、これらのビタミンでもミネラルでもなく、「超硫黄《いおう》分子」だということをご存じでしょうか。

超硫黄分子は、とても強力な抗酸化作用を持ち、エネルギー代謝を改善する作用もあることから、老化防止に大いにパワーを発揮する成分として、アンチエイジングの世界で話題になっています。

そして、この超硫黄分子がふんだんに含まれている最強のアンチエイジング食が、ブロッコリーの新芽である、ブロッコリースプラウトです。大阪公立大学大学院理学研究科の研究グループは、ブロッコリースプラウトには超硫黄分子が普通のブロッコリーの約7倍も含まれていることを発見しました。

ブロッコリースプラウトは、抗酸化作用や抗糖化作用を持つスルフォラファンも豊富です。さらに、有害物質を無毒化して体外に排出する作用や、体内のバクテリアを殺す作用もあるので、腸内環境のバランスを維持するためにも、ブロッコリースプラウトを2日に1回、30～40g程度とるとよいでしょう。

ブロッコリースプラウトを食べた上で、バランスの良い食事を心がければ、いっそうアンチエイジング効果が期待できます。

加齢による目の衰え「アイフレイル」は、緑黄色野菜で予防する

加齢によって、心身が衰えた状態を意味する「フレイル」。

厚生労働省は、健康な状態と要介護状態の中間を指す言葉とし、フレイルを予防することこそ、健康長寿のカギだとしています。

このフレイルという言葉から新たに生まれた新しい概念に、「アイフレイル」があります。加齢に伴って眼が衰えてきたうえに、さまざまな外的ストレスが加わることで、眼の機能が低下した状態、また、そのリスクが高い状態を指します。

実際、50歳以上の方は、定期的に眼の検診等を受けていらっしゃる方も少なくないのですが、気になるのは、多くの方が白内障と緑内障だけ気にされていることです。

50代以上の方には、もうひとつ注意してほしい眼疾患があります。

それが、網膜のアイフレイルの先にあるとされる、加齢黄斑《おうはん》変性です。

網膜の中心である黄斑部に慢性の炎症や酸化ストレスが加わるなどして、新しい血管が作られたり、網膜や脈絡膜《みゃくらくまく》の変性による萎縮が起きて視力低下を引き起こすもので、50歳以上の1％以上が罹患し、超高齢社会の新たな問題として、注意喚起がなされています。

加齢黄斑変性になると、眼の中心に灰色から黒っぽいところができてしまい、見えづらくなってしまいます。人の表情がわかりにくいという方も多いようです。

この加齢黄斑変性の予防に良い食べ物とされているのが、緑黄色野菜です。

緑黄色野菜に多く含まれているルテインとゼアキサンチンは、黄色からオレンジ色を示す脂溶性色素で、網膜での黄斑色素となることで光刺激に対するフィルターとなって視細胞を保護するのです。

緑黄色野菜といえば、カボチャ、ニンジン、ホウレンソウ、トマト、ピーマンなど、身近な食材がたくさんあります。毎日の食事にしっかり取り入れて、眼の老化＝アイフレイルを予防していきましょう。

毎日コップ1杯の牛乳が、尿酸値を下げ、血管の健康を守る

中高年の、特に男性の間でよく話題になるのが、「尿酸値」ではないでしょうか。私のまわりでも、痛風になってしまった人や健康診断のたびに尿酸値を気にしている人が少なくありません。

尿酸値が高い状態を高尿酸血症といいますが、体内のプリン体が多くなりすぎて尿酸としてたまってしまうことで発症します。ですから、〝プリン体ゼロ〟をうたった飲料を選んで飲み、プリン体が高いとされる鶏のレバー、白子、干物などを控えているという方は多いと思います。

そんな皆さんに試していただきたいのが、毎日コップ1杯の牛乳を飲むことです。

牛乳には、カゼインというたんぱく質が含まれています。私たちが牛乳を飲むと、

このカゼインが胃腸で分解され、アラニンという成分に変化します。そしてアラニンの働きにより、尿酸が体外に排出されやすくなるのです。牛乳以外の乳製品にもカゼインが含まれているので、ヨーグルトなどを毎日食べてもよいでしょう。

なお、尿酸値が高いと、痛風のことばかり心配している方が多いのですが、脅かすようですが、尿酸の本当に怖いところは、血管を傷つけ、動脈硬化を促進してしまうことです。

以前から、尿酸値が高い人には心筋梗塞や脳梗塞などの病気になる人が多いことが知られていましたが、そのメカニズムが近年の研究で明らかになりつつあります。

体内でプリン体が分解されて尿酸ができるのですが、プリン体が多いと代謝される過程で血管に大きな酸化ストレスがかかってしまいます。この酸化ストレスによって血管が傷つき、動脈硬化が進んでしまうのです。動脈硬化が進めば心筋梗塞や脳梗塞など、命にかかわる病気になることは、改めて言うまでもないでしょう。

毎日の牛乳は、尿酸値を下げるだけでなく、血管の健康をも守ってくれることになるのです。

正しい歯磨き習慣と、脳の活性化との深い関係

超高齢社会を迎え、日本の国民病とも呼ばれるようになった、認知症。厚生労働省の発表によると、2024年は認知症患者数が472万人と、65歳以上の高齢者の7人に1人でした。軽度認知症障害（MCI）の患者数が増加しているので、今後、認知症患者数が増えると見込まれています。

そんな認知症を予防するには、バランスの良い食事をとることや適度な運動習慣などが重要であることは言うまでもないでしょう。でも、もうひとつ、大事なことがあります。認知症予防に絶対に欠かせない習慣として、近年、大いに注目を集めているのが、食後の正しい歯磨き習慣です。

歯磨きと認知症は、一見まるで関係がないように見えるかもしれませんが、このふ

たつの間に深い関係があることが、近年の研究でどんどん明らかになっているのです。

その意外な関係を、ざっくりと説明しておきましょう。

きちんと歯磨きをしないと、口腔内で歯周病菌が繁殖し、歯周病になってしまいます。ポルフィロモナス・ジンジバリス菌などの歯周病菌は、口腔内の血管から体内に入り込み、カラダ全体に広がってしまうのです。

そして、体中に散った歯周病菌の死骸は、発熱などの反応を起こす内毒素（エンドトキシン）をカラダの中に残すことになります。

認知症の中でも約7割を占めるアルツハイマー型の認知症の場合、こうした歯周病菌由来の毒素が脳に留まることで、認知症の直接の原因となるアミロイドβが脳内に蓄積されていくのです。

ですから、脳の老化を防ぐためにも、毎食後、必ず丁寧に歯磨きをして、歯周病予防に努めましょう。定期的な歯科検診も必ず行ってください。

特に注意していただきたいのが、認知症と診断がつく前の、軽度認知障害＝ＭＣＩの段階に入ってしまったときです。

病院などで調べてＭＣＩと診断された場合、すべての人がその後認知症になるとは限らず、過ごし方によって認知機能が回復することもあります。しかし、ＭＣＩになると、口腔清掃意欲が低下してしまうことが知られています。ここで歯磨き習慣が疎かになると歯周病が進んでしまい、そのまま認知症を発症してしまう可能性が高くなってしまいます。

また、歯周病などで歯を失うと、咀嚼《そしゃく》機能が低下して偏食や低栄養につながるほか、よくかまないことで脳の血流が低下し、これも脳の老化を早めてしまいます。

よく噛んで唾液の分泌を促すことは、口腔内の健康を維持するためにも大変重要です。老けない脳とカラダのために、正しい歯磨き習慣と十分な咀嚼を心がけましょう。

シミやくすみが気になり出したら、意識して食べたい食品が！

人が若く見えるポイントはいくつかありますが、その代表は、やはりなんといっても肌の状態ではないでしょうか。

若い頃、どんなに肌がきれいだった人でも、年齢を重ねるとどうしてもシミが増えたり濃くなったり、顔色が全体的にくすんできたりしがちです。

こうした肌の老化を食い止めるために、私たちはどんな食品を意識して食べるべきでしょうか。

まずは、シミができる原因から、確認しておきましょう。

シミができる主な原因は、やはり紫外線です。紫外線を浴びると皮膚細胞が弱ってシミのもとになるメラニンを排出する力が弱くなります。

さらに年齢を重ねると、加齢とともに酸化した脂肪が黄色い色素を増やしてしまうため、シミが黄ばんでくることがわかっています。

こうしたシミ対策としては、ビタミンCとビタミンEが豊富な食事をとることが一番です。ビタミンCもビタミンEも化粧品などで肌から吸収するには限界があるので、日々の食事のほうがより重要なのです。以下、おすすめの食材を挙げておきましょう。

ビタミンCが豊富な食品は、オレンジ、キウイフルーツ、ミカン、イチゴ、柿、サツマイモ、ジャガイモ、赤ピーマン、ブロッコリー、葉大根、キャベツなどがおすすめです。

ビタミンEについては、サツマイモ、アーモンド、落花生、カボチャ、ブロッコリー、キウイフルーツ、アボカド、桃、アユ、スルメイカ、ウナギ、ギンダラ、卵などに豊富です。

ご覧いただくとわかる通り、ブロッコリーとキウイフルーツは、ビタミンCとビタミンEの両方が豊富なので、シミ対策に特におすすめの食材です。

次に、くすみですが、その主な原因は、糖化と血行不良です。

糖化とは、カラダを構成するたんぱく質と余分な糖が結びつく現象で、AGEs（終末糖化産物）を作ります。肌の糖化が進むと、肌全体が黄色っぽく、くすんでくるのです。

また、血行が悪くなると、肌の細胞に十分な酸素や栄養が届かなくなって、肌のターンオーバーが遅くなります。通常は28日ほどで剥がれ落ちて新しい細胞と入れ替わるはずだったのに、古くなったメラニンを含んだ角質細胞がそのまま居座り続け、肌をくすませてしまうのです。

ですから、くすみを予防するためには、スイーツや甘い飲み物をはじめとした糖質のとりすぎに注意し、バランスのとれた食事を心がけることに勝る対策はありません。暴飲暴食を避けて、健康な血液を保つことで毛細血管を元気にし、血流をアップしましょう。健康的な生活を送っている女性の肌の色艶が良く、ほんのりピンク色をしているのは、豊かな血流を維持しているからにほかならないのです。

これを食べると、〝命の回数券〟テロメアが短くなるスピードがアップする…

私たちはそれぞれ〝命の回数券〟を持っていて、それを使い終わると寿命が尽きると聞くと、皆さん、ドキッとされるのではないでしょうか。

〝命の回数券〟とは、「テロメア」のことです。本書を手にとられた健康意識の高い方はすでにご存じかもしれませんが、改めてテロメアとは何なのか、簡単に解説しておきましょう。

テロメアは、私たちのカラダの細胞核の中にある染色体の両側についていて、靴ひもなどの先端についている覆いのようなものです。テロメアは細胞分裂が起きるたびに短くなっていき、これが尽きたとき、細胞は分裂を停止します。

近年、テロメアが短くなると、がんや動脈硬化、心筋梗塞、認知症といった病気にかかりやすくなることもわかってきました。ですから、できるだけテロメアの長さを保つことが、老化防止のポイントのひとつになるのです。

テロメアの長さを保つためには、睡眠や適度な運動、ストレスを少なくすることなどが大切ですが、食も大きな影響を及ぼします。

テロメアが短くなるスピードを遅くするには、穀物、野菜、肉、魚、卵、大豆・大豆製品などを、主食、主菜、副菜に必ず取り入れた食事を毎日3食、きちっと食べ、栄養のバランスと体内時計を整えることが何より大切です。

そして、もうひとつ大切なのが、テロメアが短くなるスピードを速めてしまうものを、できるだけ口に入れないことです。

中でも注意していただきたいのは、「ぶどう糖果糖液糖」や「果糖ぶどう糖液糖」が多い食品、糖分の多いスイーツや揚げ物です。

テロメアは細胞が傷つくことで短くなっていくのですが、その大きな原因のひとつが、ＡＧＥｓ（終末糖化産物）です。甘い飲み物でぶどう糖果糖液糖などを常にとっていると、体内でＡＧＥｓが少しずつ増え、細胞に悪影響を与えてしまいます。

ぶどう糖果糖液糖と果糖ぶどう糖液糖は、トウモロコシなどを原料としたでんぷんを酵素でブドウ糖に分解し、さらにブドウ糖の一部を酵素によって果糖に変えた液状の甘味料で、「異性化糖」とも呼ばれます。果糖の割合が50％未満のものがぶどう糖果糖液糖で、50％以上90％未満のものが果糖ぶどう糖液糖です。

近年、異性化糖が肥満や糖尿病などの原因になるとして、すでにアメリカでは使用禁止運動が起きているようです。

異性化糖は普通の砂糖よりも安いため、ペットボトル入りの飲料はもちろん、煮物などの惣菜、お菓子、調味料など、ありとあらゆるものに添加されています。試しに、冷蔵庫の中にある食品の原材料表記を見てみてください。かなりの確率でぶどう糖果糖液糖か果糖ぶどう糖液糖が使われているはずです。

異性化糖をとればとるほど、体内で糖化が進む可能性が高まり、細胞が傷ついてテロメアは短くなってしまいます。

いたずらに〝命の回数券〟を使ってしまわないために、できるだけ異性化糖が使われていない飲み物や食品を選ぶクセをつけてください。

夜だけ糖質を抜く人は要注意。細胞の老化が進んでしまうかも！

ここのところ、たんぱく質＝良い、炭水化物＝悪い、という非常に偏ったイメージが、世の中にまん延しています。

でも実際には、ごはんやパン、麺類などの炭水化物を控えて糖質を極端に抑えてしまうと、人はエネルギー不足を起こし、細胞レベルで老化が進んでしまいます。

私が特に心配しているのは、「糖質のとりすぎは良くないから、夕食だけはごはんを食べないようにしている」という方々です。

まず、炭水化物を抜くと、食物繊維が不足します。食物繊維が不足すると腸内細菌のエサが不足するため、腸内細菌が作り出す短鎖脂肪酸が不足してしまいます。短鎖脂肪酸には腸を元気にし、慢性炎症を抑え、老化を防ぐ力があるため、不足すると私たちのカラダは確実に老けていってしまいます。

腸内環境が整えられるのは、主に眠っている時間帯です。ですから、夕食に炭水化物をとらないと、エネルギー不足が腸内環境に悪影響を及ぼすと考えられるのです。

また、睡眠中は、新陳代謝を上げ、体中の細胞の修復が行われるので、そのためのエネルギーが必要な時間帯でもあります。そんなとき、夕食でたんぱく質しかとっていないと、たんぱく質は糖質や脂質なしには十分な働きができないため、細胞の修復も十分に行われなくなってしまいます。

つまり、寝る前の糖質不足は、健康に良いどころか、カラダにとって大きなストレスになります。体内の状態を一定に保つ恒常性（ホメオスタシス）にも良くないという報告もあるのです。

ですから、細胞から元気を保つためには、就寝時間の3時間前に栄養バランスのとれた夕食をとりましょう。その際、少なくともごはん茶碗に軽く1杯のごはんは食べるようにすること。糖質のとりすぎを防ぐためには、炭水化物を過剰に抑えるのではなく、甘い飲み物やスイーツをとらないようにするのが、正解なのです。

体の老化を加速する〝ストレスホルモン〟コルチゾールの暴走を止める食習慣

私たちを老けさせる最大の原因をひとつ挙げるなら、それはストレスでしょう。過剰なストレスは私たちの心身を疲弊させ、確実に各組織を弱らせ、老化を進めます。

ストレスを受けると、私たちの体内では、〝ストレスホルモン〟と呼ばれる、コルチゾールが副腎皮質から分泌されます。

コルチゾールは朝目覚める前にも盛んに分泌され、血糖値を上昇させ、血圧や体温、心拍数などを上げて、心身を活動に適した状態にしてくれます。

ですから、コルチゾールは〝ここぞ〟というときに出てくれれば、私たちの生活を支えてくれますが、ストレスによりしょっちゅう出続けていると、覚醒状態が続き、睡眠リズムの乱れが生じて、カラダに悪影響を与えてしまいます。また、〝命の回数券〟といわれる細胞のテロメアを短くしてしまうともいわれています。

一般に、コルチゾールの分泌の過剰は免疫力や骨密度を低下させ、高血圧を助長し、脂質異常症、筋萎縮を促進し、肌を老化させることが明らかになっています。さらに長期にわたってストレスがかかり続けると、脳内の海馬の細胞にも悪影響を及ぼし、記憶システムにも障害を与えてしまうのです。

こうしたコルチゾールの暴走を食い止めるには、ストレスを極力取り除くことが大切ですが、とにかく、まずは試していただきたいのが、毎日、だいたい同じ時間に、栄養バランスのとれた朝食を必ず食べることです。

コルチゾールが出っぱなしになっているということは、自律神経が乱れているということです。日中など活動する時間帯に優位になる交感神経が夜になっても優位なままで、リラックス時に優位になる副交感神経が働かなくなってしまっています。

自律神経を整え、夜間に副交感神経を優位にするためには、体内時計を整える必要があり、そのためには、毎日きっちり朝食をとることがとても大切なのです。もちろん、その後も規則正しい1日を送り、早めに夕食を済ませ、しっかり寝ることも重要です。

また、夕食をとってから翌朝の朝食までの絶食の時間は、10～11時間以上とることが望ましいと考えられます。というのも、この絶食時間において、私たちの細胞ひとつひとつに備わっているオートファジーの誘導によって、代謝の過程で失敗したたんぱく質の不良品などをリサイクルするシステムが細胞内で稼働し、細胞レベルでアンチエイジングが促進されるからです。

毎日規則正しく朝、昼、晩と食事をとり、夕食を食べてから寝るまでは3時間空けて、その間は何も食べない。ごく基本的なことですが、これこそがコルチゾールの暴走を防ぎ、細胞から若さを保つ、正しい食習慣といえるでしょう。

腸内環境を整えることが老化予防に直結！その最新研究の内容とは

腸内環境が私たちの心身の状態に大きな影響を及ぼしていることは、すでに皆さんもご存じだと思います。実際、〝腸内環境を制する者が健康を制す〟と言っても、決して過言ではありません。

さらにここへきて、腸内環境を整えることは、若々しさを保つためにも非常に重要であることがわかってきました。

老化は経年による影響だけではなく、細胞や組織の炎症によっても起こるとされています。腸内環境を整えると免疫細胞がよい状態に保たれることで炎症を抑えられるため、老化予防につながると考えられるのです。

というわけで、ここでは、腸内環境に関する最新情報のポイントを、凝縮してお伝えしておきたいと思います。

まず、腸内環境といえば、ひと昔前は、ビフィズス菌をはじめとした「善玉菌」を増やすことが大事だといわれていました。でも、この考え方はすでに古く、いまでは菌の多様性とバランスが大事だと考えられています。

ちなみに、「善玉菌・日和見菌・悪玉菌」という呼び方はされなくなりつつあります。なぜなら、どの菌も状況次第でカラダにとって良いこともすれば、悪いこともすることがわかってきたからです。たとえば、ビフィズス菌が多い人に心不全と糖尿病が多いという、驚きの報告もあるのです。

次に、腸内環境と免疫の関係性ですが、人の免疫細胞の約7割は腸内に存在しており、腸内の免疫細胞は多様な腸内細菌により活性化され、さまざまな病原体に対処できるように教育されていることがわかっています。だからこそ、ある特定の菌だけでなく、多様な菌で腸内フローラが構成されているほうが、より免疫力が整うのです。

さらに、腸内環境を整えることは、老化と病気の主な原因とされる慢性炎症を防ぐ上で重要だということも明らかになってきました。

中でも慢性炎症を抑えるカギと考えられているのが、ビフィズス菌などの腸内細菌が水溶性食物繊維や難消化性オリゴ糖などをエサにして作り出す、短鎖脂肪酸です。短鎖脂肪酸には、酢酸、プロピオン酸、酪酸などがありますが、加齢に伴い腸内で減ってしまうことがわかっています。短鎖脂肪酸の減少により慢性炎症が増えると、認知症をはじめとした老化に伴って増えるさまざまな病気につながります。

腸内細菌が作り出す酪酸は、大腸上皮細胞のエネルギー源となり、腸のバリア機能を維持します。つまり、腸そのものを元気にするのです。その上、生物の寿命延伸にも直接関与するといわれています。

老化防止に欠かせない短鎖脂肪酸を増やすには、腸内細菌のエサとなる水溶性食物繊維が豊富なワカメやヒジキなどの海藻類、大麦などの穀類、ゴボウや玉ネギなどの難消化性オリゴ糖、納豆やヨーグルトなどの発酵食品を取り入れた、バラエティ豊かな食事を心がけることが大切です。食品の多様性は、そのまま腸内細菌の多様性につながります。揚げ物などの高脂肪食は腸内環境を乱すので、たまに食べるにとどめましょう。

第2章

肌年齢が若い人は何を食べているのか

毎日食べたい！肌を若々しく保ってくれるアノ食品

シミやくすみがなく、ハリのある若々しい肌と、そうでない肌の違いは、どうして生まれるのでしょうか。

それは、肌の新陳代謝、つまり「ターンオーバー」がうまくいっているかどうかにかかっています。

ターンオーバーとは、皮膚の深いところで細胞分裂により生まれた細胞が、新陳代謝を繰り返しながら徐々に肌の表面へと押し上げられ、最終的にはアカとなってはがれ落ちていく一連の流れのこと。理想の周期は28日といわれています。

新陳代謝が活発で、ターンオーバーが順調に繰り返されている肌は、健康的で美しい肌になります。

そうした肌の新陳代謝を促してくれる大事な栄養素が、ビタミンB_1、ビタミンB_2、ナイアシン、葉酸といった、ビタミンB群です。特にビタミンB_2は、細胞の再生を促し、皮膚や粘膜の成長を促進してくれる、美肌に欠かせない栄養素です。

実は、ビタミンB群を一度にたくさんとれる、夢のような食品があります。そんな食品があるなら、みなさんも、ぜひとも毎日食べたいと思いませんか？

「高い食材だったらどうしよう……」と思った方、その心配はいりません。ビタミンB群が豊富なその食材とは、私たちにとって身近な存在である、あの納豆なのです！

納豆は、ビタミンB群が豊富なだけでも素晴らしいのに、そのうえ毛細血管の血行を促すビタミンEも含まれ、まさに肌のためには最高の食品のひとつ。価格も手頃ですし、調理に手間もかからず、ごはんにもよく合います。毎日、納豆を1パック食べるのは、美肌のためにはとてもよいと思います。

それだけではありません。納豆が美肌によい理由は、ほかにもいくつかあります。

まず、納豆に豊富なビタミンB群は、肝臓の機能も活発にします。

肝臓は、アルコールやニコチンなどの有害物質を無害にする役割を果たしている大切な臓器です。肝臓の機能が落ちると、有害物質の代謝がうまくいかなくなり、肌トラブルを引き起こすことがあるのです。また、肝臓にはカラダに必要な栄養を蓄えておく役割もあるので、肝臓の機能が落ちると、肌を美しく保つためのビタミン類などが十分に行き渡らなくなる恐れもあります。

そういえば、私の知り合いで、肌のくすみが気になるので何か薬を出してもらえないかと皮膚科に相談に行った人がいます。彼女が処方された薬をあとで調べてみたら、肝臓病の治療薬だったそうです。

もうひとつ、納豆が美肌に役立つ理由に、整腸作用があります。腸は、食べ物に含まれている栄養を吸収するところですから、ここが正しく働かなくなると、体内でさまざまな悪影響を引き起こします。もちろん、肌荒れの原因にもなります。

納豆に含まれている納豆菌と食物繊維には、便通を整え、腸内にあるビフィズス菌や乳酸菌などを増やす働きがあります。つまり、納豆を積極的に食べることで腸の健康が保て、カラダに必要な栄養をスムーズに吸収し、若々しい肌を保つ効果が期待できるのです。

いつまでも若々しい人は、1日1コ卵を食べている

いつまでも若々しい肌を保っている方が、必ずといってていいほどよく食べている食品といえば、なんでしょう。ビタミンCが豊富なフルーツでも、コラーゲンが豊富なフカヒレでもありません。

それは、なんと、卵。

何も特別な卵ではなく、スーパーなどで売っている、ごく普通の鶏卵です。

卵はたんぱく質なのになぜ？　ビタミンのほうが肌に大切なんじゃないの？　と思った方のために、皮膚の構成について、少し説明しておきましょう。

まず、皮膚を構成している主な成分はたんぱく質です。たんぱく質は20種類のアミノ酸で作られています。そのうち9種類のアミノ酸は、私たちがカラダの中で作るこ

とができないため、食べ物からとる必要があります。これが、必須アミノ酸です。必須アミノ酸は、9種類全部が足りていないと、十分な働きをしてくれません。ですから、若々しい肌を保つためにも、健康なカラダでいるためにも、私たちは9種類の必須アミノ酸を食べ物からしっかりとる必要があります。

この必須アミノ酸をもっともバランスよく豊富に含んでいる食品が、卵です。最強の完全栄養食と言っても過言ではありません。

「アミノ酸スコア」という言葉を聞いたことがあるでしょうか。食品に含まれている必須アミノ酸の含有比率を評価する数値です。アミノ酸スコアが100あるいは100に近いものを良質のたんぱく質食品といいます。そのアミノ酸スコアが、卵は100なのです。

さらに卵には、ビタミンA、ビタミンB群、ビタミンD、ビタミンEなどのビタミン類や、鉄、亜鉛、カルシウムなどのミネラル類も含まれています。

近年、1日に食べていい卵の個数が話題になってきましたが、管理栄養士の立場から言いますと、健康な方ならば1日1~2コが適量です。

甘いものの食べすぎは、肌にとっていいことナシ！

糖類を多く含んだ甘いものは、確かにおいしく感じます。食べすぎてはいけないと思いながらも、スイーツの魅力にはつい負けてしまうという人は多いでしょう。

しかし、糖類のとりすぎは、若々しくありたい私たちのカラダに、さまざまな問題を引き起こします。

まず、よく知られている通り、肥満になります。過剰に摂取された糖類は体内で脂肪に変わって蓄えられるため、太ってしまうのです。甘いものがダイエットの大敵といわれているのは、そのためです。

そして、意外と知られていない落とし穴が、糖類のとりすぎによる肌への影響です。実は、糖類の過剰摂取は、美肌の大敵なのです。

糖類をとりすぎると皮膚で糖化反応が起きてしまいます。その結果、刺激を受けやすい肌になり、細菌感染を招きやすくなります。肌の免疫力が落ちるので、トラブルの発生率が上がってしまうのです。

また、先に述べた通り、とりすぎた糖類は体内で脂肪に変わって蓄えられるため、皮脂の分泌量が増えて、脂っぽい肌になりがちです。普段から肌がオイリーな人は、特に注意が必要でしょう。

問題はまだあります。糖類をたくさんとると、これを分解するために、カラダの中のビタミンB群がたくさん使われます。特に、ビタミンB1と、健康な肌を作るのに欠かせない〝美容ビタミン〟であるビタミンB2が消費されてしまうのです。その結果、肌のために使われるはずだったビタミンB群が減ってしまい、肌が荒れます。

ちなみに、お酒をたくさん飲んだ場合も、アルコールを分解するためにビタミンB群が大量に消費されてしまうので、こちらも肌のためにはよくありません。

とにかく、健康的な肌を保つためには、甘いものはほどほどにすることです。もちろん、〝自分へのご褒美〟として、たまにいただくぶんには問題ありません。

肌のカサつきには、高価なクリームよりも、肉が利く!?

10代や20代の頃はどんなに肌がみずみずしかった人でも、年齢とともに、肌はどうしてもカサついてくるものです。

そんなとき、あなたならどうしますか？　奮発して高いクリームを買いますか？

すでに買って、毎日使っているという人もいるでしょう。

しかし、残念ながら、どんなに高価なクリームを塗っても、肌のカサつきを根本的に改善することはできません。なぜなら、肌がカサつくのは、肌の水分量の問題が大きいからです。

表皮の一番上の角質層という部分の水分量が少ないことが、肌がカサつく大きな原因です。つまり、しっとりした肌を保つためには、肌の外側からクリームで脂を補うことよりも、肌の内側から角質層の水分量を十分に保つことのほうが、より大切なのです。

ここで、角質層について、説明しておきましょう。

角質層は、角質細胞というものがレンガ状に積み重なって作られています。角質細胞はケラチノサイトという物質が変化してできたもので、その重要な材料がケラチンというたんぱく質です。この角質細胞はケラチン繊維と線維間物質から成り立っています。線維間物質には、肌の保湿と大きなかかわりのあるＮＭＦ（天然保湿因子）というものがあって、それがスポンジのように水分を引き寄せることで、肌の水分量を保っているのです。そして、このＮＭＦの多くの部分はアミノ酸でできています。

ですから、肌の水分量を十分に保つためには、食事でアミノ酸のもとであるたんぱく質をしっかりとることが何より大切です。

たんぱく質が豊富な食品といえば、肉、魚、卵、大豆・大豆製品、牛乳・乳製品です。実際、肉食を嫌って、肉を全然食べていないという人は顔色が悪く、肌がカサついている人が多いようです。

肉、魚、卵、大豆・大豆製品、牛乳・乳製品はとりすぎてもカラダや肌のためによくありませんが、毎日適量とることは、たんぱく質を十分に補充するために重要です。目安として、1日の中で、肉や魚なら各100g程度、卵は1～2コ、大豆・大豆製品を豆腐なら100～150g、牛乳200㎖程度を朝食、昼食、夕食の3食に振り分けて食べるようにしましょう。

何万円もする高価なクリームを買って表面から塗るよりは、そのお金で、おいしい肉を買って食べたほうが、ずっと美肌効果が高いと私は思います。

いくらコラーゲンを食べても、肌のコラーゲンになるとは限らない

人間の皮膚は、大きく分けて、表皮、真皮、皮下組織の3つに分かれています。その中心である真皮の約7割がコラーゲンといわれています。真皮で細胞と細胞の間をつないでいるコラーゲンがどんどん作られていると肌は若々しくて弾力がありますが、加齢をはじめとするさまざまなトラブルで肌のコラーゲンが不足してくると、肌のハリがなくなり、シワが増え、老けて見えてしまいます。

そのためでしょうか、一時期、美容のためにコラーゲンがとてももてはやされました。プリプリのお肌になるという宣伝文句で、コラーゲンそのものを入れた「コラーゲン鍋」なるものが流行ったり、手羽先や魚の煮こごりなどをたくさん食べる人が増えました。

ここまで読んで、「え？　私、いまもそうしているけど……」と思った人には、大変残念な事実をお知らせしなければなりません。

実は、コラーゲンを食べても、劇的な美肌効果はないのです。なぜなら、食べ物としてカラダの中に入ったコラーゲンは、消化の過程でアミノ酸に分解されてしまうからです。分解されてアミノ酸になるという意味では、肉や魚、卵のたんぱく質も一緒です。ですから、コラーゲンそのものをたくさん食べても、肉をたくさん食べても、美肌の観点からは大きな違いはありません。

実はこのことは、栄養学はもちろん、科学の世界では常識であり、私のまわりでは「コラーゲンを食べてもあまり意味がないよね」と、みんなで言っていたものです。

最近になって、コラーゲンを食べることで美肌効果が期待できることをうかがわせる論文がいくつか発表されてきました。しかし、まだまだそれが人間の肌に確かな効果があると言えるところまでは至っていません。

手羽先や魚の煮こごりなどもたんぱく質に変わりはないので、食べて悪いわけではありません。ただし、過度の期待はしないことです。

コラーゲンを作る材料となる、おすすめ食材あれこれ

肌は、加齢とともにどうしても弾力を失って、シワができたり、たるんだりしてくるものです。こうした肌の老化とコラーゲンの関係を、少し詳しく見てみましょう。

顔にしっかり刻まれてしまったシワの主な原因は、紫外線を浴びることによってできた活性酸素によるものです。活性酸素が真皮のコラーゲンを傷つけ、その部分がへこんでシワになるのです。活性酸素によってコラーゲンが傷ついても、その後、コラーゲンの再生が肌の中でうまく行われれば、シワが刻まれることはありません。

しかし、問題はここからです。肌がコラーゲンを再生しようとするとき、その材料であるアミノ酸などが不足していたり、コラーゲンを作る線維芽細胞の働きがうまくいかなかったりすると、コラーゲンが再生されず、シワになってしまうのです。

ですから、シワを作らないためには、紫外線防止はもちろん、食事でコラーゲンの材料となる栄養をたっぷりとることが大切です。

だからといって、コラーゲンそのものを食べても、それがそのまま肌のコラーゲンになるわけではないということは、先にもふれた通り。コラーゲンは消化の段階でアミノ酸にまで分解されて小腸から吸収されたものが血液にのって皮膚に運ばれ、そこで鉄とビタミンCなどの助けを受けて、コラーゲンに再生されます。

つまり、コラーゲンを作るためには、アミノ酸だけではなく、ビタミンCと鉄も重要なのです。ですから、体内でのコラーゲンの生成を促すためには、肉、魚、卵、大豆・大豆製品、牛乳・乳製品、ブロッコリーや赤ピーマン、キウイフルーツやオレンジなどを、毎日バランスよく食べるといいでしょう。

なお、胃腸の調子が悪いときには、食品からとった栄養がしっかり消化されずにそのまま体外へ排出されてしまうこともあります。肌のコラーゲンを作るためには、胃腸の調子を整えて消化吸収力を高めることも大切です。

肌のたるみには、レバニラ炒めで対抗する

肌が老けて見える要因といえば、シミ、シワ、たるみ。シミはメラニン色素の沈着、シワはコラーゲンの損傷が原因ですが、それでは、たるみの原因はなんでしょうか。

私たちの肌で、コラーゲンの線維を支える役目を果たしているのが、エラスチンです。エラスチンは弾性線維と呼ばれるもので、バネのような弾力を持っています。このエラスチンが、活性酸素の影響で傷ついたり、年齢とともに少なくなってくると、コラーゲン線維を支えきれなくなり、だらんとたれてきます。これが肌のたるみです。

エラスチンも、コラーゲンと同じく、線維芽細胞から作られます。エラスチンの原料はたんぱく質ですから、たるみを防ぎ、ハリのある肌を保つためには、たんぱく質の補給は欠かせません。

ですが、たんぱく質を十分とっているからといって、安心はできません。線維芽細胞が分裂して正常に分化していくためには、亜鉛とビタミンAが必要だからです。

つまり、エラスチンを肌でしっかり作っていくためには、その材料であるたんぱく質と、亜鉛、ビタミンAを補給しなければいけないのです。

亜鉛もビタミンAも豊富な食品に、卵、牛乳、ウナギ、アナゴ、ギンダラ、レバーなどがあります。これらの食品を、カラダの中でビタミンAに変わるβ-カロテンやビタミンCが豊富なニラなどの緑黄色野菜と一緒に調理するのがおすすめ。たとえば、レバニラ炒めなどは、ビタミンAの補給に最適なメニューのひとつですね。

また、野菜からのビタミンAの補給には、やはりニンジンがおすすめです。β-カロテンが豊富なので、付け合わせやサラダ、煮物などにして、積極的に食べましょう。

以前、ニンジンにはビタミンCを壊してしまうアスコルビナーゼという酵素が含まれているため生食には適さないといわれていましたが、それは間違いです。ビタミンCはアスコルビナーゼによって酸化しますが、それは体内で元に戻り、ちゃんとビタミンCとして働くことがわかっています。安心して召しあがってください。

鉄が不足すると、くすみやシワが増えるワケ

見た目の印象を大きく左右する、肌年齢。年齢を重ねてもくすみやシワをできるだけ抑えて、肌年齢を若く保ちたいものです。

肌年齢と大きく関係している栄養素のひとつが、鉄です。鉄が不足すると貧血になるのは、みなさんご存じの通り。貧血がひどい人の肌が、青白く血の気がないのは、鉄不足が一因です。

血中の鉄は赤血球のヘモグロビンの成分となり、体中の細胞に酸素を運ぶという大切な役割を果たしています。ですから、鉄が不足すると、肌の細胞へ十分酸素が行き渡らなくなり、肌がエネルギー不足を起こします。

するど、どうなるのか。

肌の新陳代謝が悪くなって肌の老化が進み、くすみやシワが少しずつ増えて、どんどん〝老け顔〟に近づいていってしまうのです！

鉄欠乏性貧血の方にお話を聞いてみると、そもそも普段の食事量が少ない人が多く、栄養が全体的に足りていない傾向があります。偏ったダイエットをしている人や、鉄を多く含んでいる肉類が嫌いな人も多いようです。

また、あまり知られていないことですが、日常的に激しい運動をする方にも、鉄不足が見受けられます。実は、激しい運動をすると、大量の汗と一緒に鉄などのミネラル類も失われてしまうのです。また、酸素の消費量が増えることや、体にかかる衝撃で赤血球が壊れることで、鉄の消費量が増えてしまいます。

鉄不足を防ぐには、よく「ホウレンソウを食べなさい」と言われたものですが、ホウレンソウに含まれている鉄は、単独ではカラダに吸収されにくいので、鉄を補うためには、あまり効果が期待できません。

鉄には、多くの動物性食品に含まれカラダに吸収されやすい「ヘム鉄」と、植物性食品に含まれカラダに吸収されにくい「非ヘム鉄」があり、ホウレンソウに含まれているのは非ヘム鉄です。さらにホウレンソウの場合、鉄の吸収を妨げるシュウ酸も含んでいます。

貝類や卵にも鉄は豊富です。動物性なのでヘム鉄と誤解される方も多いのですが、残念ながら、こちらも非ヘム鉄です。

鉄不足を防ぐためには、鶏や豚のレバーをはじめ、肉、魚（特に血合い部分）などを意識的に食事に取り入れることです。こちらはヘム鉄が豊富なので、効率的に鉄をとることができます。

また、ビタミンCやクエン酸、肉や魚のたんぱく質は、非ヘム鉄の吸収をよくします。ですからホウレンソウを食べるときは、ソテーにはレモン汁を、おひたしにはポン酢しょうゆをかけるなどし、一緒に肉料理や魚料理を組み合わせましょう。非ヘム鉄の吸収がよくなります。

あの食品の食べすぎが、大人ニキビの原因だった

ニキビといえば、青春の象徴のように思われがちですが、大人にも多い肌トラブルのひとつです。ニキビができると肌が荒れているように見えるので、若さの象徴どころか、老けて見えるだけです。

実は、若い人が思春期にできるニキビと大人ニキビでは、発生原因が違います。

若い人のニキビは、ホルモンバランスの乱れにより皮脂の分泌が盛んになることと、ビタミンA不足によって毛穴に皮脂が詰まることで起きます。ビタミンAが不足すると毛穴の角化異常が起き、皮脂の出口が狭くなるのです。ですから、さらに成長してホルモンバランスが安定すると、自然と治ってくることがほとんどです。

では、大人ニキビの原因はなんでしょうか。

原因はいくつかありますが、最大の原因は、ズバリ、食生活の乱れ。そう言われてみると、「あっ！　やっぱり！」と思い当たる人は多いのではないでしょうか。

食生活が乱れてビタミンAが不足すると、若い人と同じように毛穴の角化異常が起きて、毛穴に皮脂が詰まりやすくなり、ニキビができます。

鉄不足も大人ニキビと関係していて、特に口のまわりにニキビができやすくなります。ビタミンAは、野菜に含まれるβ-カロテンから必要に応じて体内で生成されますが、そのときに鉄が必要なのです。

また、チョコレートやアイスクリーム、ケーキなどのスイーツを食べすぎると、糖質を分解するのにビタミンB群を使うので、肌に使われるはずだったビタミンB群が不足してしまいます。ビタミンB群が不足すると、皮脂の分解がスムーズにいかなくなって、ニキビを誘発します。

そして、実は、肉を食べすぎることも、ニキビにつながります。

健康な肌を保つために欠かせないたんぱく質を補充するため、肉や魚を1日の中で各100g程度食べることをおすすめしましたが、たんぱく質の分解にはビタミンB_6

が、脂質の分解にはビタミンB_2が使われるため、肉を食べすぎると、肌のために使われるはずだったビタミンB群が不足しかねません。ですから、健康で美しい肌のためには、肉はあくまでも適量食べることが大切です。

ニキビの原因菌といわれるアクネ菌に効果があると宣伝されている化粧品を使ったり、抗生物質などの治療を行っても、それだけでは大人ニキビを根本的に解決することはできません。

それよりはビタミンB_2が豊富な牛乳、納豆、卵、そしてビタミンB_6が豊富なマグロ、サケ、イワシ、バナナ、サツマイモなどを食事に取り入れ、必要なビタミン類を補給し、カラダの中からニキビを予防することをおすすめします。

もちろん、食生活以外にも、睡眠不足やストレスなども大人ニキビの原因になります。早めに夕食をとって、しっかり寝て休息をとり、ストレスをためない生活を心がけましょう。

夏にスムージーを飲みすぎると、シミが増える！

野菜やフルーツをミキサーやブレンダーで丸ごと砕いて作るスムージーは、健康と美容によいものとしてすっかり定着しています。生の野菜やフルーツを一度にたくさんとれますし、特に作りたてはその栄養を余すところなくいただけるので、野菜不足解消のために活用するのは決して悪いことではありません。

ですが、家庭でスムージーやジュースを作るときには、材料と時間帯に注意しないと、なんとも悲惨な目に遭うことがあります。

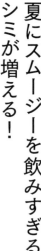

実は、春先や夏などの紫外線が多い季節、ある食材で作ったものを飲んで外出して紫外線を浴びてしまうと、シミができやすくなってしまうのです。

その食材とは、パセリ、セロリ、キュウリ、柑橘類。まさに、スムージーやジュース作りでよく使う食材ばかりなので、スムージー愛用者の中には、ショックを受けている方も多いのではないでしょうか。

これらの食材には、ソラレンという成分が多く含まれています。ソラレンは光毒性といって、紫外線に敏感に反応し、何らかの悪影響をカラダに及ぼす性質を持っています。このため、ソラレンをたくさんとってから太陽光を浴びると、紫外線を吸収しやすくなり、シミや色素沈着などの肌トラブルを引き起こすことがあるのです。

ただし、パセリやセロリ、柑橘類には、肌によいビタミン類なども豊富に含まれているので、これらを一切使わない、もうスムージーは作らない、と考える必要はありません。要は、ソラレンの多い食材をとったすぐあとに、たっぷりの紫外線を浴びなければいいのです。

ですから、これらの食材を使ったスムージーを作るなら、外出する予定のない日や、朝ではなく夕方以降などがおすすめです。そうすれば、ソラレンのダメージを受けずに、ビタミン類の恩恵を受けることができるでしょう。

乾燥肌を予防する、緑黄色野菜と話題の油の組み合わせ

寒い季節になると、多くの人が悩まされる乾燥肌。冬になると皮脂の分泌が減るので、健康な肌の人でも乾燥肌になりがちですが、人によっては、春や夏でも、乾燥肌になることがあるようです。そういう人は、せっせとクリームを塗ったり、外側から保湿に精を出しても、なかなかよくならないことが多いでしょう。そういう場合は、カラダの表面ではなく、内面に問題がある可能性が高いです。

それは、ビタミンAの不足。ビタミンAが不足すると、汗腺と脂腺の機能が低下して皮脂膜がうまく作られなくなります。また、肌の角化が不安定になり、角質の保湿機能が低下してしまうのです。

ですから、乾燥肌対策としては、カラダの中でビタミンAになるβ-カロテンが豊

富な緑黄色野菜をたっぷり食べることがとても大切です。

緑黄色野菜には、ビタミンC、ビタミンEなども豊富なものも多いので、肌によい栄養素が一度にいろいろとれます。しかも、ビタミンEは皮膚の血液循環をよくするので、寒さの皮膚に対する影響を防いでくれる働きもあるのです。

乾燥肌の予防のために緑黄色野菜を食べる際、ぜひ覚えておいていただきたいのが、亜麻仁油やエゴマ油と一緒に食べることです。これには、ふたつの利点があります。

まず、ビタミンAとビタミンEは脂溶性なので、油と一緒にいただくことで、これらのビタミンの吸収がよくなります。そして、これらの油に含まれている必須脂肪酸は、皮脂膜の生成に役立ちます。必須脂肪酸はカラダの中で合成することができないので、必ず食べ物からとる必要があるのです。

つまり、緑黄色野菜に亜麻仁油やエゴマ油のいずれかをかけていただくのは、まさに美肌にぴったりのメニューといえるでしょう。

そうはいっても、亜麻仁油やエゴマ油も油に変わりはないので、とりすぎはいけません。1日大さじ1杯、多くても2杯までです。

インスタント食品ばかり食べていると、なぜ肌が荒れるのか

ひとり暮らしの人や仕事が忙しい人は、ついつい食生活が乱れて、インスタント食品に頼りがち。でも、連日のようにインスタント食品ばかり食べ続けていると、確実に肌は荒れていきます。肌が荒れると疲れて見えますし、言うまでもなく年齢以上に老けて見えてしまいます。

インスタント食品を食べすぎると肌が荒れてくるというのは、みなさんなんとなく想像がつくと思いますが、どうしてそうなるのかちゃんとご存じの方は少ないのではないでしょうか。その理由は、主にふたつあります。

まず、カップラーメンなどばかり食べていると、当然、栄養不足になります。健康な肌に必要なビタミン類やたんぱく質などが不足して、肌が荒れるのです。

もうひとつが、リンのとりすぎで引き起こされる、カルシウム不足です。

リンは、カルシウムに次いで体内に多い物質です。骨や歯を形成するほか、肌の成分であるリン脂質を作るときにも必要な、大切なミネラルの一種です。肉、魚、牛乳・乳製品などに多く含まれ、普通の食生活を送っていれば、不足することはまずありません。

問題は、過剰摂取です。リンをとりすぎると、カルシウムの吸収や排出に悪影響を与え、カルシウムが不足しがちになります。カルシウムは肌の角化に必要な酵素と協力して丈夫できめの細かい皮膚を作ります。ですから、カルシウムが不足すると肌荒れが起きてくるのです。

リンは肉、魚、牛乳・乳製品以外にも幅広い食品に含まれているのですが、特に食品添加物として加工食品やインスタント食品に多く含まれています。

インスタント食品はたまに食べるぶんにはＯＫですが、毎日のように食べるのはおすすめできません。やはり、できるだけ自分で食材を調理して食べたほうが、栄養が偏らずにすみます。

夜遅い時間の食事が「肌荒れ」を起こす、ふたつの理由

最近、残業続きで忙しいなと思っていたら、すっかり肌が荒れていた……そんな経験は、誰にでもあるでしょう。

その大きな原因のひとつが、夜遅い時間の食事です。

食事では、何を食べるかだけではなく、いつ食べるかも重要なポイントです。食べるタイミング次第では、同じものを食べても、その食品は栄養どころか〝毒〟になってしまう可能性があるからです。

人間のカラダには体内時計があり、この働きにより理想の食事時間があります。体内時計のリズムに合わない食事を長く続けると、体内時計が狂ってしまい、胃腸をはじめ、さまざまな内臓に負担がかかってくるのです。

その結果、胃腸の調子が悪くなれば、食べ物の栄養をしっかり吸収できなくなり、肌を健康に保つための栄養も当然不足しがちになります。胃腸の不具合が吹き出物となって肌にあらわれることもあります。

また、美肌と深く関係のある肝臓にも負担がかかり、体内の毒素が分解されなくなったり、栄養素が細胞に十分に行き渡らなくなったりします。

それだけではありません。遅い時間に食事をすると、食べてすぐ寝ることになるでしょう。これが肌のために、とてもよくないのです。

大きな問題はふたつあります。

ひとつは、消化吸収の問題です。本来、人は寝ている間、胃腸を休めるため、その動きが鈍くなるようにできています。ですから、食べてすぐに寝ると、食べ物は胃で十分に消化されないまま腸に届くことになります。すると、腸は栄養をしっかり吸収できなくなってしまいます。つまり、たんぱく質やビタミン類が豊富な食品を食べたとしても、栄養が吸収されにくいのです。

ふたつめは、成長ホルモンの問題です。「肌は夜作られる」といいますが、あれは本当です。肌細胞を作るために欠かせない成長ホルモンは、眠りについた直後から約3時間前後に、もっとも多く分泌されることがわかっています。

ただし、この成長ホルモンは、しっかり熟睡していないと出てきません。夜寝る前に食事をすると胃腸が完全に休めないため、質のよい眠りにはならず、成長ホルモンも出ない。その結果、肌が荒れていく……というわけです。

美肌を保つためには、起床後12時間以内、遅くとも14時間以内に夕食を終え、しっかり消化してから眠ることがとても大切です。就寝前の3時間はなるべく何も食べないようにすることが理想的です。

第3章

見た目が若い人は何を食べているのか

顔のたるみには、マッサージより「よく噛んで食べる」が効果大

年齢とともに気になってくる、顔のたるみ。

顔のたるみは、肌のコーラーゲン繊維を支えているエラスチン繊維が傷ついたり少なくなったりすることが原因のひとつですが、実は、もうひとつ別の要因があります。

それが、口のまわりを中心とした顔の筋肉の衰え。筋肉が衰えれば、そのまわりの肉がたるんでくるのは、体中どこも一緒です。

そんな顔のたるみを改善するために、エステへ通ったり、ご自身で器具などを使ってマッサージをしている方も多いでしょう。

しかし、マッサージをすることで本当に顔のたるみは改善されるのでしょうか。

残念ながら、答えはNO。

マッサージを過度に行うと、顔のたるみは改善されるどころか、余計にひどくなる恐れさえあるのです！

これは、私が知り合いの皮膚科の先生に教えてもらったことですが、顔の筋肉は非常に薄いので、過度な刺激は筋肉が伸びきってしまう恐れがあり、逆効果とのことでした。

顔の筋肉を保つためには、マッサージより、毎日しっかりよく噛んで食事をすることのほうが大切です。

筋肉を保つためには、普段から筋肉を鍛えることが大切ですから、1日3度の食事で実践しない手はありません。毎食、よく噛むことで筋肉を鍛えましょう。

おすすめの食材は、やはり噛みごたえのあるものです。

汁物や煮物などを作るとき、レンコン、ゴボウ、コンニャク、エリンギ、タコ、イカなどを少し大きめに切るのがポイント。切り干し大根、まるごと食べられる小魚、たくあんなどの固めの食材を取り入れるのもおすすめです。

薄毛は、あの「おつまみ」の食べすぎが原因だった！

見た目が老ける要因はさまざまありますが、その中でも上位に挙がってしまうのが、薄毛。確かに、肌が少々疲れていても、そこそこ太っていても、髪の毛が豊かであれば、ある程度は若く見えるものです。

男性の場合、早い人では20代の終わり頃から薄毛が目立ちはじめるので、40歳をすぎた男性のたくさんの人が薄毛で悩んでいるようです。

薄毛というと、何か栄養が不足しているのかな、と考えがちですが、むしろ注意すべきは、ある栄養素のとりすぎです。

その栄養素とは、ビタミンA。

ビタミンAといえば、肌や粘膜を強くしたり、がんの予防効果があるなど、大切な栄養素のひとつ。でも、実はビタミンAをとりすぎると、脱毛の原因になってしまうのです。

食事摂取基準（2020年版）によると、ビタミンAの1日の上限量は、30～64歳の男女は2700㎍。推定平均必要量は、30～64歳の男性なら650㎍、女性なら500㎍です。

ビタミンAが豊富な食材にレバーがありますが、鶏レバーの焼き鳥1串に、ビタミンAはどれくらい含まれていると思いますか？

なんと、4200㎍も含まれているのです。つまり、ビタミンAの摂取量だけで考えると、1串食べただけで、すでに上限量を超えてしまいます。焼き鳥同様に、おつまみとして食べる機会の多いアン肝は、40gで3320㎍もあります。

こうしたメニューは、ときどき食べるぶんにはかまいません。ただ、仕事が終わって1杯やるとき、毎日のようにレバーの焼き鳥やアン肝などを食べ続けている人は、おつまみの食べ方を見直すべきでしょう。ビタミンAのとりすぎで、知らず知らずのうちに自分で薄毛を進めてしまっている可能性があります。

ここで忘れてはならないのが、サプリメントによる摂取です。ビタミンAをサプリメントでとっている人は、そのうえにレバーなどを食べると、たとえ少量であっても、摂取量をオーバーしてしまうことがあるからです。

マルチビタミンにもビタミンAが含まれているはずなので、愛用している方は要注意です。マルチビタミンにおけるビタミンAの含有量は商品によって異なるので、どのくらい含まれているか、確認しておいたほうがいいでしょう。

ちなみに、そもそもビタミンAのとりすぎは、薄毛だけではなく、頭痛や吐き気など、カラダにさまざまな問題を引き起こしかねません。いずれにせよ、長期間にわたりとりすぎないようにしましょう。

だからといって、ビタミンAを一切とらないようにすれば髪がフサフサになるかというと、そんなことは絶対にありません。

まず、ビタミンAが不足すると、頭皮が乾燥するので、頭髪のためによくありません。そもそもビタミンAは私たちのカラダに必ず必要な栄養素なので、少なくとも1日の推定平均必要量はしっかりとる必要があるということは、忘れないでください。

気になる目の下のクマも、日頃の食べ物で改善できる

老若男女にかかわらず、あるだけで顔の印象を老けさせてしまう、目の下のクマ。

これは、肌の血行不良が主な原因です。目の下の部分は皮膚がとても薄いため、その下を流れる血液が滞っていると、美しい肌色ではなく、どす黒く見えてしまうのです。

こうした肌の血行不良は、寝不足やストレス、喫煙などによって毛細血管が収縮することが主な原因で起こります。

ですから、クマを作らないためには、規則正しい生活をして、夜はしっかり寝ることが大切ですし、目のまわりを温めたり、マッサージすることも効果が期待できます。

でもやはり、肌のことはカラダの中からしっかり改善していくほうが、根本的な解決につながります。

そこで、血流をよくしてくれる、実に頼もしい栄養素をお教えしましょう。ビタミンC、ビタミンE、そしてビタミンPです。

美肌に欠かせない栄養素としておなじみのビタミンCには、クマを改善する力まであるのです。柑橘類のほか、ブロッコリーや菜の花、赤ピーマンなどにも豊富です。

ビタミンEは、毛細血管の血行をよくする働きがあり、高い抗酸化作用も発揮してくれます。また、副腎などの内分泌系の働きが悪くなると、皮膚の血流も悪くなるのですが、ビタミンEはこうした内分泌系の働きにも深くかかわっています。カボチャ、アボカド、ホウレンソウ、ブロッコリー、キウイ、アーモンドなどに豊富です。

ビタミンPは、毛細血管を丈夫にする働きがあります。そのうえ、ビタミンCの吸収を助けるとともに、ビタミンCが酸化するのを防いでくれます。レモン、オレンジ、ブドウといったフルーツのほか、そば粉、トマト、ブロッコリーなどに含まれています。

ビタミンC、ビタミンE、ビタミンPを一緒にとると、相乗効果で互いの力を十二分に発揮するので、上手に組み合わせて食事に取り入れるようにしましょう。

何を食べたか、何を飲んだか、いつ歯磨きするかで、歯が黄ばむ⁉

白い歯、ピンク色の健康的な歯茎は、清潔感があり第一印象に大きなプラス効果をもたらします。肌の健康と同様に歯の健康は、アンチエイジングにははずせません。

ある海外での調査によると「白い歯の人は、見た目の印象が5歳も若く見られる」とのこと。テレビで見る女性アナウンサーや女優さんが、実年齢より若々しく魅力的に見えるのは、素敵な笑顔の口元から見える白い歯の効果も大きいのではないかと思います。

みなさんの中にもあこがれの白い歯を手に入れるために、日頃から家庭や職場で、食後すぐにホワイトニング用歯磨き剤を使って丁寧に歯磨きをされている方も多いのではないでしょうか。

しかし、この歯磨き――恐るべきことに、歯磨き前に何を食べたか、何を飲んだか、そしていつ磨くか、そのタイミングしだいでは、ホワイトニングどころか、黄ばみに拍車をかけることになってしまうのです。

「酸蝕歯《さんしょく》」をご存じでしょうか？

酸が多く含まれる飲食物、つまり酸性度の高い飲食物が日常的に歯にふれることで、歯の表面のエナメル質がやわらかくなり、歯が侵蝕されてしまう状態をいいます。この酸蝕歯は、いまや歯の生活習慣病ともいわれているのです。

実は、歯が黄ばんで見えるのは、歯が侵蝕されてしまう過程で起きるものです。日常的に酸性度の高い飲食物を口にしていて、その影響で歯の表面のエナメル質がやわらかくなっているときに歯磨きをすると、エナメル質が削れて象牙質が露出してしまうのです。象牙質は黄色のため、エナメル質が削れて薄くなると、透けて歯が黄色く見えます。さらにそれが進行すると知覚過敏となり、最悪は歯の神経を抜く事態にもなります。

エナメル質をやわらかくする酸性度の高い飲食物には、炭酸飲料、果汁飲料、発酵乳、乳酸菌飲料、スポーツ飲料、健康飲料、アルコール飲料、柑橘類、梅干し、酢、しょうゆ、ポン酢しょうゆ、ドレッシングなどが挙げられます。

では、これらの食品を食べたとき、酸蝕歯にならないように歯磨きするには、どうしたらよいでしょうか。

実は、簡単に白い歯を守ることができます。唾液をたくさん分泌させて、そのあとに歯を磨けばいいのです。

唾液には飲食による歯の酸性状態を中和し、歯のエナメル質を元通りにしてくれる力があります。ですから食事中は、ゆっくりよく噛んで唾液をたっぷり出すこと。これで口の中の酸性度を弱めることができます。

そして食後はすぐに歯磨きせずに、まず少し水を飲んで口の中に残っている食べカスなどを洗い流し、口の中を唾液で満たす環境を作るのです。こうすることで中和力が一層高まります。個人差はありますが、食事をしてから中和状態になるまで30分くらいかかるといわれています。

食後に口をすすいだあとは口の中に何も入れないで、自然に出てくる唾液の中和力に期待しましょう。唾液で中和したあとにホワイトニング効果のある歯磨き剤を使って歯磨きを行えば、効果は絶大です。

また、ガムを噛むことでも唾液の分泌が活発になります。時間がない場合は、食後にガムを噛んで唾液をいっぱい分泌させてから歯磨きを行いましょう。

笑顔からこぼれ出る白い歯は、これからの人生にプラス効果をもたらすでしょう。唾液の力に感謝です。

加齢臭は、〝ビタミン・エース〟とファイトケミカルで予防する！

人は頭髪や顔、体型だけでなく、思わぬところで老けた印象を与えてしまいます。

たとえば、におい。どんなに見た目が若々しくても、加齢臭が漂っていたら、ちょっと残念な感じになってしまいます。ほとんどの場合、加齢臭は「ノネナール」という物質のにおいで、40歳をすぎた頃から、男女ともに増えてくるといわれています。

加齢臭は、決していい香りとはいえません。どうして年をとると、私たちのカラダからこうしたにおいが出てきてしまうのでしょうか。

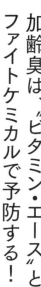

ノネナールは、加齢によって増加してくる脂肪酸（脂質を構成する成分の一種）が、過酸化脂質や皮膚の常在菌によって酸化・分解されることで発生します。

過酸化脂質とは、コレステロールや中性脂肪といった脂質が、活性酸素によって酸化したものです。活性酸素は、呼吸から取り込んだ酸素や紫外線、ストレスの影響によってでき、カラダの細胞を酸化させ（サビさせ）、老化させてしまうやっかいなものですが、これがノネナールの発生にも関係しているわけです。

この活性酸素の働きを抑える力が、抗酸化力です。誰しも若いうちは抗酸化力が高いのですが、年齢とともに知らず知らずのうちに落ちてきます。ですから、加齢臭を抑えるためには、抗酸化力を高める食品を積極的に食べる必要があるのです。

抗酸化力を高める栄養素は、β-カロテン、ビタミンC、ビタミンEがあります。β-カロテンは体内で必要に応じてビタミンAに変わるので、3つ合わせて〝ビタミン・エース（ACE）〟と呼ばれることもあります。

ほかに野菜の色や香り、苦みなどを構成する成分のファイトケミカルも、抗酸化力を高めます。これらが豊富に含まれている食材は、ニンジン、ブロッコリー、ピーマン、トマトなどの緑黄色野菜です。

抗酸化ビタミン、ファイトケミカルを積極的に食事に取り入れて抗酸化力を高めることで、加齢臭の発生を抑えましょう。

加齢臭や体臭が気になりだしたら、肉の量を控える

食生活が乱れて腸内環境が悪くなると、加齢臭など、体臭にも悪影響を及ぼします。おなかの調子が悪くなると、どうしてもおならや便が臭くなるでしょう。それは、腸内細菌のバランスが崩れ、腸内でアンモニアなどの悪臭を出す腐敗産物が作り出されているからです。

「おなかの中だけなら、人前でにおうわけじゃないし……」というふうに考える方もいらっしゃるでしょう。でも実は、悪臭を放つ腐敗産物は、血液を介して息や汗などから出て、口臭や体臭の原因となっています。つまり、腸の中が臭くなると、カラダ全体に影響を及ぼし、結果的に加齢臭を含め、体臭がきつくなってしまうのです。

では、体臭を抑えるためには、どんな食べ物に注意すればよいのでしょうか。

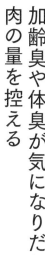

実は、私たちが日頃からよく食べているものの中に、腸内環境を乱しがちな食品があります。

それは、肉です。肉をたくさん食べたあとに、おならや便が臭くなったという経験は、誰しもあると思います。肉に含まれるたんぱく質が分解されると、アンモニアが生成されます。肉を食べれば食べるほど、それだけアンモニアの生成量が増えるのです。

しかも肉は、脂質も多く含んでいます。脂質は、腸内で酸化して過酸化脂質となり、皮脂腺から悪臭を放ちます。脂質は、加齢臭の発生にも関係しているので、注意が必要です。

肉が大好きで、肉を食べる量が多い人は、若いうちはそれほどでもなかったとしても、もしかすると体臭が以前より強くなっているかもしれません。

私は、肉の1日当たりの適量は、100g程度と考えています。

たんぱく質は、肉だけではなく、魚や卵、大豆・大豆製品などからもバランスよくとったほうがいいので、これくらいをおすすめしています。ステーキなどは1食で2

00gくらい平気で食べてしまう人も多いと思うので、それから考えると、1日当たりの肉の適量は思ったより少ないのです。

さらに、腸内環境を整えるために、腸内細菌のエサとなる食物繊維や難消化性オリゴ糖、発酵食品を取り込んだバランスの良い食事を心がけると良いでしょう。

ある程度の年齢になったら、体臭を抑えるためにも肉は適量にし、抗酸化力の高い野菜やフルーツを毎日、適量食べるようにしましょう。

体型が崩れてきたかも…という人が、意識的にとりたい食べ物がある！

若い頃はどんなに食べてもそれほど太らなかったという人も、35歳をすぎた頃からは、「あれ？　おかしいな？　最近どうも太ってきたかも……」と感じたことがあるでしょう。

それは、基礎代謝が落ちてくるから。

みなさんご存じだと思いますが、基礎代謝とは、私たちが何もせずにじっとしているだけでも、生きていくうえで最低限必要なエネルギー量のことです。理屈としては、基礎代謝に必要なエネルギー量だけを食べていれば、何もしていなくてもその分はすべて消費され、太ることはありません。

でも、年をとると、基礎代謝が落ちてきます。だから、若い頃と同じエネルギー量を食べていても、太りやすくなってくるのです。

基礎代謝以上のエネルギー量を食べても、それ以上に運動などでエネルギーをどんどん消費すれば、太ってくることはありません。でも、そうでない限り、余分なエネルギー量は脂肪となってカラダに蓄積されていきます。

つまり、私たちのカラダは、ある程度の年齢になったら、できるだけエネルギー代謝が進む食べ方をしないと、どんどん体型が崩れていく運命にあるのです。

そこで、エネルギー代謝が進む食べ方のポイントをご紹介しましょう。

それは、たんぱく質に注目すること。たんぱく質が豊富な食べ物といえば、肉、魚、卵、大豆・大豆製品、牛乳・乳製品。毎日の食事でこれらをしっかりとることが、基本中の基本なのです。

たんぱく質をあまり食べないと、どうしてもそのぶん炭水化物と脂質ばかり食べることになり、結果的にエネルギー量がオーバーしがちです。

また、エネルギー代謝には、必ずビタミンB群が必要です。ビタミンB群は、補酵素として働き、代謝を円滑にすすめてくれます。

そんな大切なビタミンB群が豊富なのも、肉、魚、卵、大豆・大豆製品、牛乳・乳製品。つまり、たんぱく質が豊富な食品なのです。

たんぱく質をあまり食べない食生活は、肥満のもとです。

たとえば、毎日のようにラーメンや菓子パンばかり食べている人で、食事量が少ないのになかなかやせないと嘆いている人が見受けられます。ラーメンや菓子パンは糖質と脂質が多いため、1食当たりの適正エネルギー量を超過するうえ、エネルギー代謝に働くビタミン類も十分とれません。

体型を維持するためには、毎日、牛乳200㎖、卵1〜2コ、肉100g、魚100g、大豆・大豆製品を豆腐なら100〜150g、納豆なら40〜50gを目安に食べて、たんぱく質をしっかり食事に取り入れるようにしましょう。

理想の体型を維持するには、1日2ℓの水が必要だった

改めて言うまでもなく、代謝が悪いと太りやすくなりますし、健康な肌や骨、筋肉などが作られにくくなってしまいます。ですから、私たちのカラダを若々しく保つためには、代謝を活発にする栄養素を過不足なく取り入れた食生活を心がけなくてはいけません。

先に述べた通り、エネルギー代謝に必要な栄養素としてはずせないのは、ビタミンB群です。

糖質の代謝にはビタミンB1が、脂質の代謝にはビタミンB2が、たんぱく質の代謝にはビタミンB6が深くかかわっていて、これらのビタミンが不足しているとエネルギー代謝が円滑に進みません。

そして、ビタミンB群以外にも、エネルギー代謝に必ず必要なものがあります。それが、水です。

エネルギー代謝をはじめ、体内で行われているさまざまな化学反応は、体液という水の中で行われているのです。

たとえば、炭水化物、たんぱく質、脂質などの栄養素は、まず胃や腸から分泌される消化液の成分である水に溶けます。そして、消化酵素の働きを受けると、水と反応して分解され、エネルギー代謝へと進んでいくのです。

「水を飲むと太るので、できるだけ飲まないようにしています」という方がときどきいらっしゃいます。「水太り」という言葉も、耳にすることがあります。

実際には水を飲んでも、一時的にむくむということがあっても、太るということは絶対にありません。

ですから、活発な代謝を促すためにも、十分な水を1日かけて飲むようにしましょう。水でなくても、お茶でもかまいません。活動量に合わせて増減する必要はありますが、目安として体重1kg当たり30～50㎖が必要です。なので、体重50kgの人なら、

1日約2ℓとなります。

水は、血液やリンパ液などの体液成分でもあり、体液はビタミンB群などの栄養素の輸送も行っています。

また、水分が足りないと、便秘になりがちです。そうしたデトックスの観点からも、毎日十分な水分をとるように心がけるべきです。

ただし、飲めば飲むほどカラダにいいわけではありません。水の飲みすぎは腎臓に負担がかかります。

マラソンなど、特別激しい運動をしたときや、大量に汗をかいたときは別ですが、くれぐれも飲みすぎないようにしてください。

フルーツは食べ方を間違えると、かえって老ける

フルーツといえば、一般にカラダにいい食材の代名詞のようにいわれています。

若々しさを保とうと意識的にフルーツをたくさん食べている人や、ダイエットを兼ねて、朝食や昼食の代わりにリンゴを丸ごと1コ食べている人は、実際、ときどきいらっしゃいます。

確かに、フルーツにはビタミンCやカリウム、食物繊維などが豊富なので、毎日食べるのはよいことです。しかし、そんなフルーツでも、食べ方を間違えると、むしろカラダを老けさせる原因になってしまうので、注意が必要です。

フルーツがカラダを老けさせる原因になるのは、糖類を多く含んでいるからです。

糖類が多いということは、摂取量に気をつけないと、当然太りやすくなります。

フルーツには主に、ブドウ糖、果糖、ショ糖（ブドウ糖と果糖が結合したもの）という、3種類の糖類が含まれていて、特に果糖はカラダの中で中性脂肪に変わりやすい性質があります。

では、どうすればフルーツを食べても太らずに、栄養成分を効果的に体内で利用できるのでしょうか。

ここで、大事な注意点をふたつ挙げておきましょう。

まずは食べる量です。フルーツの適量は、1日200g程度です。たとえばリンゴなら、半分で150g程度ありますから、1日1コだとすでに食べすぎです。

次に、時間です。フルーツはできるだけ朝か昼に食べ、夜は避けたほうがよい食品なのです。なぜなら、夜は活動量が減っているうえ、脂肪をためやすくする遺伝子も活発化しています。そのため食べたものがエネルギーとして消費されにくくなっています。ですから、果糖が多いフルーツを夜食べると、脂肪になってしまう確率がアップするのです。

また、ひとつのフルーツを食事代わりにしてたくさん食べるのも、禁物です。たとえば、何年か前に、リンゴダイエットやバナナダイエットなど、ひとつのフルーツばかりを食べ続けるダイエット法が流行りました。でも、リンゴやバナナは糖類の多いフルーツですから、そればかり食べていたら栄養バランスが偏り、健康的なダイエットになるはずがないのです。

ちなみに、糖類が多いフルーツといえば、桃、バナナ、マンゴー、パイナップル、メロンなどがあります。見てわかる通り、基本的に甘いフルーツは糖類が多い傾向にあります。こうしたフルーツは、食べすぎればどうしても太りやすくなります。

反対に、糖類が少ないフルーツには、ビワ、キンカン、イチゴ、ライチなどがあります。これらは、前者に比べれば、太りにくいフルーツといえます。

ただし、糖類が少ないフルーツでも、たくさん食べれば同じことです。くれぐれも食べすぎにはご注意を！

「お酢を飲むとやせる」はウソ。飲みすぎはかえって太る結果に

「お酢はカラダにいい」というのは、昔からよく言われてきたことです。「飲むお酢」がいろいろ市販されていますし、美容と健康のためを考えて、すすんで飲んでいるという方もいらっしゃるでしょう。

そんな方の中には、「お酢を飲むとやせる」と思っている人が多いようです。しかし、お酢を飲んだだけでやせるということはありません。それどころか、お酢を飲みすぎると体脂肪が増えてしまう可能性があるのです!

「お酢を飲むとやせる」という説が世の中に広がったとき、こんなふうに説明されることが多かったと思います。

「酢はカラダの中でクエン酸になり、クエン酸回路を活発にして、エネルギーの代謝

をよくする効果がある」

クエン酸回路というのは、ごく簡単に言うと、私たちのカラダの中でエネルギーを作り出している回路のことです。これが順調に働いているおかげで、私たちはカラダの中に取り入れたさまざまなものを、生きるためのエネルギーに変換できます。

この回路の名前に「クエン酸」とついていたところから誤解が生まれたのでしょうか。クエン酸をたくさんとると、クエン酸回路がより活発に回り出す、という説がどこからともなく叫ばれるようになったのです。

実際には、お酢をたくさん飲んだところで、期待されているほどクエン酸回路が活発になることは、まずありません。それどころか、栄養状態がよいときにクエン酸が過剰にあると、クエン酸はカラダの中で脂肪酸に変わり、中性脂肪の合成が促進されます。つまり、最初に述べた通り、体脂肪が増えてしまう可能性があるのです。

私は、お酢をわざわざ飲む必要はないと考えています。それよりは、酢の物などの料理や、酸味のある柑橘類などを食事に取り入れたほうが、健康維持のためにおすすめです。

甘いお菓子を食べたい、だけど太りたくない…そんな人は食後に食べる

ケーキにアイスクリーム、どら焼き、大福……。甘いお菓子は、本当に魅力的です。

でも、たまに食べるぶんには問題ないとはいえ、甘いものが太りやすいというのは、まぎれもない事実です。

甘いものが太りやすい理由のひとつに、血糖値の問題があります。血糖値が急上昇して高血糖が続くと、私たちのカラダにさまざまな悪影響を及ぼします。太るというのも、そのひとつです。

ところが、甘いお菓子でも、食べ方をちょっと工夫するだけで、血糖値を上がりにくくすることができるのです。

結論から言うと、甘いものは空腹時に食べず、食後に食べることです。

甘いものといえば、デザートとして食後に食べることが多いわけですが、これは血糖値の急上昇を防ぐという観点からも、理にかなった食べ方です。

糖尿病を気にされている方はよくご存じだと思いますが、ここで血糖値とインスリンの関係について、少し説明しておきましょう。

私たちが食事をすると、食べ物から得た糖質によって、血液中のブドウ糖、つまり血糖値が上がっていきます。その上がった血糖値を下げるために膵臓から分泌されるホルモンが、インスリンです。

インスリンは、常にちょっとずつ分泌されていますが、食事をして血糖値が上がると、そのたびに追加で分泌されます。

このインスリンの分泌量をコントロールすることが、若々しい体型を保つうえでも非常に大切なのです。

インスリンは、まず上がりすぎた血糖値を下げるために分泌され、ブドウ糖の組織への取り込みや利用を促進し、さらには、あまったブドウ糖をグリコーゲンや中性脂肪に変える働きもしていきます。こうしてできた中性脂肪がカラダに蓄えられると、私たちは太っていくわけです。

つまり、血糖値が急激に上がると、これはまずいとばかりにインスリンが大量に分泌され、そしてインスリンが大量に出てしまったことで、カラダの中で脂肪が増えることになるのです。

おなかがぺこぺこというときに、いきなりケーキや大福などを食べると、血糖値が急上昇して、インスリンがいっぱい出てしまいます。

でも食事の直後なら、ケーキや大福の消化吸収が単独で食べるときに比べて抑えられるために、血糖値は急激に上昇しなくてすみます。

そうはいっても、このときとばかりに大量に食べるのはNGです。先に食事でとった糖質・脂質に、ケーキや大福でとった糖質・脂質が上乗せされてしまい、総摂取量が増える＝エネルギー過剰になるのは事実です。

食べるタイミングと摂取量に気をつけたうえで、たまにはそのおいしさを味わってください。

顔や足がむくみがちな人は、食塩のとりすぎが原因かも

肥満とは違い、本当に太っているわけではないけれど、顔や足などがぷっくりしてしまうむくみ。顔がむくんでいるとハツラツとして見えませんし、女性の場合、スカートからのぞく足がむくんでいると、本来の姿より太って見えがちです。

むくみとは、顔や足などカラダの水分が異常にたまっている状態です。そのため、むくみというと、「前の晩に水分をとりすぎたかな」と考える人が多く、また、むくみを嫌って日頃から水分を控えている人までいらっしゃいます。

でも、いくら水分を控えても、むくみを防げないことがあります。むくみの原因には、飲料水での水分量より、食事からとっているある栄養素が大きく関係しているケースがあるからです。

原因のひとつは、ナトリウムのとりすぎです。ナトリウムは、食塩（塩化ナトリウム）や食塩を含む調味料が主な摂取源。ですので、しょっぱいものをたくさん食べてしまうと、結果的にむくみが出ることがあるのです。

なぜ、ナトリウムをとりすぎると、むくんでしまうのでしょうか。

それは、カリウムが不足するからです。

私たちのカラダは、ナトリウムとカリウムのバランスによって、細胞内の水分量が保たれています。ナトリウムが必要以上に多くカリウムが少ない場合は、細胞の水分が本来あるべきところから外側ににじみ出てしまい、これがむくみとなります。

厚生労働省が推進する国民健康づくり運動「健康日本21」第3次（2024年4月スタート）では、20歳以上の男女の食塩摂取量の1日の目標値は、7・0g未満です。おにぎり2コ、チャーハンやカレーライスは1食分で約3gくらい。ラーメンや焼きそば、日本そばなどは1食分で約4～5gくらい含まれているので、あっという間に基準量になってしまいます。

みそ汁は1杯1・2gくらいなので、ほかのおかずに含まれているナトリウム量を考えると、1日に3杯飲むと、ナトリウムのとりすぎにつながります。

むくみやすい人は、知らず知らずのうちにナトリウムをとりすぎている可能性があるかもしれません。いま一度、食生活を見直してみてください。

なお、先ほど述べた通り、ナトリウムとカリウムのバランスも大切です。カリウムが不足していれば、やはりむくみは起きてしまいます。

カリウムが豊富な食品には、牛乳、マグロ、サワラ、納豆、枝豆、キュウリ、長イモ、サツマイモ、ジャガイモ、切り干し大根、アボカド、バナナ、リンゴなどがあります。

第4章

カラダがサビない人は何を食べているのか

鉄をとりすぎると、カラダの細胞がサビてしまう

カラダの細胞を酸化（サビ）させ、その正常な働きを失わせる活性酸素。この活性酸素こそ、私たちの老化の最大の原因のひとつです。

活性酸素は、呼吸から取り込んだ酸素によって、もしくは紫外線やストレスの影響によってできます。活性酸素は細菌を殺す大事な働きをしてくれることもあるのですが、増えすぎるとカラダの細胞を攻撃し、老化を早めます。

その仕組みを簡単に説明しておきましょう。

活性酸素は、安定した構造のものと、不安定な分子構造（電子がひとつ欠損している）のものがあります。両者とも毒性があり、細胞にダメージを与えてしまうのですが、特に後者には、分子構造を安定させようと、ほかの酸素分子などから電子を繰り

返し奪うものがあり、その結果、細胞が傷ついたり、死んだりしてしまうのです。

体内では、活性酸素が生まれると、これを撃退する力を持った抗酸化物質が働いて、カラダの酸化を抑えるという仕組みになっています。しかし、そのバランスが崩れて活性酸素が増えると、酸化が進んでカラダの細胞を酸化（サビ）させます。それが、老化や病気発症の原因になると考えられています。

サビないカラダを保つためには、日頃から、抗酸化力の強い食品を多めにとり、活性酸素を増やしてしまう食品を控えめにすることが大切です。

そのためには、どんな栄養素・食品が抗酸化力が高く、どんな物質・食品が活性酸素を増やしてしまうか知っておく必要があります。本書でいろいろ紹介しているので、ぜひ参考にしてください。

実際のところ、意外なものに抗酸化力があったり、活性酸素を増やす力があったりするので、勝手なイメージで決めつけるのは危険です。

たとえば、鉄です。鉄は体中に酸素を運ぶ役割を果たしている重要な栄養素です。不足している人が多いため、よく意識してとるようにいわれています。

でも、鉄はとればとるほどカラダにいいわけではありません。

食事摂取基準（２０２０年版）によると、鉄の推奨量は、30～49歳の女性なら１日10・５㎎、男性なら７・５㎎。上限量は、女性が40㎎、男性が50㎎です。

食品の鉄の含有量は、鶏レバーは50ｇで４・５㎎、牛ヒレ肉は80ｇで１・９㎎、アサリの水煮缶は25ｇで７・５㎎が目安です。

普通に食事をしているぶんには問題ないのですが、鉄やマルチミネラルなどのサプリメントをとっている人は要注意です。サプリメントで鉄をとっているうえに、鉄の多い食事をすると、完全に推奨量をオーバーしてしまいます。

鉄の過剰症になると発がん性物質の活性酸素を生成することや、鉄が体内に蓄積されると多くの慢性疾患の発症を促進することが、報告されています。

また、体内にある鉄と過酸化脂質が反応し、活性酸素を発生させて肌のコラーゲンを破壊することもあります。

愛飲しているサプリメントに、鉄がどれだけ含まれているか確認しておきましょう。

緑黄色野菜から、抗酸化ビタミンを無駄なくとるにはコツがある

カラダを老けさせる活性酸素と過酸化脂質に対して強い力を発揮する栄養素として特に知られているのが、体内で必要に応じてビタミンAに変わるβ-カロテン、ビタミンC、ビタミンE。合わせて、その名も〝ビタミンACE（エース）〟です。

ビタミン・エースをとるためには、やはり緑黄色野菜を食べるのがおすすめです。

緑黄色野菜には、β-カロテンのほか、ビタミンC、ビタミンE、さらに、葉酸やミネラルなどもたっぷり含まれています。

代表的な緑黄色野菜といえば、ホウレンソウ、ブロッコリー、ニンジン、カボチャ、トマト、ピーマン、アスパラガスなどがありますが、そのほかのものでも、食べられる部分の緑や赤の色が濃い野菜は、だいたいビタミン類が豊富です。

ただ問題は、どう調理するか。野菜はゆでると、水溶性のビタミンB群やビタミンC、カリウムなどの栄養素が水に溶け出してしまいます。

栄養のことを考えると生で食べるのが一番なのですが、とはいえ料理のメニューやその日の体調、気分などによっては、ゆでて食べたいこともありますよね。

そこで、できる限り栄養の損失が少なくてすむ、野菜のゆで方を紹介しましょう。

ポイントは、とにかく水に浸かっている時間を短くすることです。

そのために、ゆでている間は菜箸などでかき混ぜながらゆでましょう。このほうが野菜全体に熱が早く行き渡るので、ゆで時間が短くてすみます。

また、ゆであがった野菜を水にさらす人も多いと思いますが、これは必ずしも必要ありません。ホウレンソウのようなアクの多い野菜以外は、ザルなどに広げて冷ましたほうがいいでしょう。この方法なら、ザルの上で余熱でさらに加熱が進むので、そのぶんゆで時間の短縮にもつながります。

なお、電子レンジを使うと水に浸からないので、栄養の損失が少なくてすみます。アクが少ない野菜の調理には断然おすすめです。

玉ネギの切り方を変えれば、抗酸化物質を増やすことができる

抗酸化物質は、緑黄色野菜に限らず、私たちが日常的に食べている淡色野菜にもいろいろ含まれています。

そのひとつが、玉ネギです。

生の玉ネギが持っている独特の辛みは硫黄の一種で、硫化アリルという物質です。硫化アリルは抗酸化力があるうえに、ビタミンB1と結びつくとアリチアミンとなって、ビタミンB1単独でとるよりも吸収がよくなり、体内に長くとどまってエネルギー代謝にも効果を発揮します。

そんなありがたい硫化アリルを、調理の際のちょっとしたコツを守ることで、簡単に増やすことができます。

玉ネギの硫化アリルは、もともと含まれている分のほか、包丁で細胞を断ち切ることによって増える分があるのです。

ご存じの通り、玉ネギには縦に繊維が走っています。玉ネギの細胞は、縦長の形をしていて、この縦の繊維に沿って並んでいます。そこで、この縦の繊維に対して直角に包丁を当ててスライスしていくと、繊維に沿って切っていくのに比べて、切断される細胞が増え、硫化アリルの量も増すのです。

ただし、硫化アリルが増えると、生玉ネギの辛みも確実に増えます。

この辛みを抑えるために、スライスした玉ネギをよく水にさらしますが、こうすると、硫化アリルをはじめ水溶性のビタミン類やカリウム、難消化性オリゴ糖なども水に流れ出てしまうので、栄養のことを考えると、あまりおすすめできません。

どうしても玉ネギの辛みを抑えたいなら、切ったあと水にさらさず、そのまま15分ほどおいておくといいでしょう。硫化アリルの一部が揮発し、辛みが飛んで食べやすくなります。

抗酸化物質リコピンを、トマトから効率よくとるひと工夫

抗酸化作用のある物質として有名なものに、リコピンがあります。リコピンは天然の色素の一種で、赤い色をしています。

リコピンが豊富な食材といえば、トマトです。

トマトはリコピン以外にも、ビタミンC、ビタミンE、カリウムなどをバランスよく含んでいる、とても抗酸化作用の高い頼もしい野菜です。積極的に食卓に取り入れて、老けないカラダ作りに役立てていただきたいと思います。

そんなトマトを食べるときは、どうせなら効率よくリコピンを摂取したいもの。これからご紹介するちょっとしたひと工夫でリコピンをたくさんとれるようになるので、ぜひ実践してみてください。

まず、生のトマトの場合は、できるだけ赤くしてから食べることです。リコピンは赤い色素ですから、トマトが赤くなればなるほど、リコピンの含有量は増えます。買ってきたトマトがまだ完熟していなかったら、冷蔵庫には入れずに、追熟させましょう。適温は19~24度です。ある程度赤くなったら、熟しすぎないように、それから先は冷蔵庫の野菜室で保存します。

たったこれだけのことで、買ってきた最初のトマトよりもリコピンが増え、抗酸化作用を高めることができます。追熟させると味わいも深くまろやかになるので、一石二鳥ですね。

ちょっと意外なことに、リコピンは生野菜より、水煮缶やトマトジュースなど、一度加熱された加工品に含まれているもののほうが吸収しやすいことが明らかになっています。また、比較的熱に強いので、生のトマトを油を使って調理してもOK。むしろ熱が加わることで細胞壁が壊れ、生食よりリコピンの吸収性は高まります。

つまり、リコピンを効率よく摂取するためには、生食にこだわらず、加工品を上手に利用するのがコツ。煮込み料理などで、どんどん活用してみましょう。

ゴマの抗酸化力を、さらに引き出す食べ方とは

ゴマがカラダにいいというのは周知の事実。ゴマの成分に注目したサプリメントや健康食品なども、いろいろ販売されているようです。

ゴマには、リノール酸、オレイン酸といった不飽和脂肪酸、カルシウム、鉄、亜鉛などのミネラル類、ビタミンB群、ビタミンE、さらに食物繊維などが豊富に含まれています。

中でも注目すべきは、ゴマリグナンです。

名前からして強そうなこの物質は、抗酸化作用が高く、老化の進行を遅らせたり、がん予防やホルモンバランスを整えるためにも役立つとして、期待と注目が集まっています。

ですから、ゴマを毎日小さじ1杯程度食べ続けることは、老けないカラダのためにとてもよいと思います。

これだけすばらしい食品なので、ぜひ日々の食卓に取り入れていただきたいのですが、ゴマには難点がひとつ。

それは、種皮があるので消化吸収しにくい、ということです。

そこでおすすめなのが、ゴマを深煎りしたうえで、包丁で細かく刻んだり、すり鉢ですっていただく方法です。

ゴマを加熱すると、ゴマリグナンのひとつであるセサモリンという物質が分解され、より強い抗酸化力を持つセサモールに変わります。また、刻んだりすることで種皮が壊れます。つまり、煎ってから細かくすれば、抗酸化力はアップするうえに、消化吸収もしやすくなるのです。

同じく抗酸化力に優れた緑黄色野菜のホウレンソウやサヤインゲンなどのゴマ和えは、とても抗酸化力の高いメニューです。もう一品おかずがほしいときなどに最適なので、ぜひ食卓に取り入れてみてはいかがでしょうか。

話題の亜麻仁油やエゴマ油も、使い方を間違えるとかえって悪影響が

DHAやEPAという言葉は、みなさんお聞きになったことがあるでしょう。DHAはドコサヘキサエン酸、EPAはエイコサペンタエン酸といい、どちらも青魚に豊富なn－3系の脂肪酸です。

ここで少し、n－3系脂肪酸について説明しておきましょう。

脂肪酸にはさまざまな種類がありますが、大きく飽和脂肪酸、一価不飽和脂肪酸、多価不飽和脂肪酸に分けられます。さらに多価不飽和脂肪酸は、その構造などの違いによってn－3系とn－6系に分けられます。

n－3系脂肪酸には、中性脂肪を減らすと同時に、HDLコレステロールをわずかに増やす効果があります。とくにEPAは、中性脂肪を下げる医薬品にも使われてい

ます。このため、青魚をどんどん食べるようにいわれたり、DHAやEPAのサプリメントが流行ったりしました。

n‐3系脂肪酸には、DHAとEPAのほかに、α‐リノレン酸があります。α‐リノレン酸は、総コレステロール、LDLコレステロールの低下作用、血栓形成を抑制して心疾患予防、免疫力増加作用が期待できます。

なお、私たちのカラダは、若いうちはα‐リノレン酸を体内でEPAに、そしてEPAをDHAに変換することができるのですが、年をとってくるとこれが難しくなってきます。そのため近年では、n‐3系脂肪酸すべてを必須脂肪酸と考えるようになりました。

α‐リノレン酸を多く含んでいる食用油が、亜麻仁油とエゴマ油です。

α‐リノレン酸の効果が知られるようになってきてから、このふたつの油を積極的に食事に使う人がどっと増えました。

でも、ちょっと待ってください。

これらの油は、適量を摂取する限りは確かにカラダによい油ですが、使い方を間違えると、かえってカラダに悪影響を与えてしまいます。

実は、亜麻仁油とエゴマ油は、とても酸化しやすいのです。油は酸化すると、老化を早める過酸化脂質になるため、カラダによくありません。

亜麻仁油とエゴマ油の酸化を防ぐためには、加熱調理では使わず、サラダなどにかけていただくことです。また、瓶に入れて置いておくだけでも、使っていくうちに空気にふれ酸化するので、なるべく早く使うことも大切です。古くなった油を使うと、体内の過酸化脂質を増やしてしまうだけです。

それに、いくらカラダにいいとはいえ、亜麻仁油とエゴマ油も脂質であることに変わりはないので、とりすぎれば肥満のもとになります。

ですから、亜麻仁油もエゴマ油も、1日の適量、大さじ1~2杯を守ることが何より大切です。毎食サラダにたくさんかけていたという人は、この機会に摂取量を見直してみてください。

アンチエイジング食材のスーパースター「納豆」パワーの秘密

本書でも何度か取り上げてきましたが、納豆は良質のたんぱく質をはじめ、ビタミンB群、ビタミンK、鉄、カルシウム、食物繊維など、カラダの老化を抑制してくれる栄養素をたくさん含んでいます。

まさに、アンチエイジング食材のスーパースターと言っても過言ではないでしょう。老けないカラダを作るために毎日のように積極的に食べたい食品をどれかひとつ挙げるとしたら、私はやはり、納豆を挙げます。

ここで、改めて納豆に含まれている成分と、そのパワーを確認しておきましょう。

まず、たんぱく質やビタミンB群。これらは、美しい肌や筋肉の合成に欠かせない大切な栄養素です。年齢とともに落ちてくるスタミナの維持にも役立ちます。

たんぱく質は肝臓を元気にして解毒作用をアップする力があるので、タバコやアルコールなど、有害な物質からカラダを守ってくれます。

ビタミンB群の中でも特にビタミンB_2は、細胞の再生をはじめ皮膚や粘膜の成長を促進するほか、目の疲れにも効果を発揮します。糖質、脂質を燃焼しエネルギーに変えるのに役立つので、肥満の予防にもつながります。

食物繊維は、便通を促して腸内環境を整えます。

鉄は貧血予防、カルシウムは骨粗しょう症予防になることは、ご存じの方も多いでしょう。

まだまだあります。

忘れてはならないのが、納豆菌の存在です。

納豆菌は、食物繊維を糖に分解してビフィズス菌や乳酸菌などを増やし、腸内環境を整えてくれます。

食べ物の栄養を吸収する臓器である腸を元気に保つことは、老けないカラダ作りの第一歩。実際、腸内が元気で便秘もない人には、見るからに若々しくて元気な人が多いものです。

さらに納豆は、カラダだけではなく、頭を老けさせない食品でもあります。

納豆に含まれているアミノ酸の一種であるグルタミン酸などは、脳の働きを助け、記憶力や思考力のアップに力を発揮するので、ボケ防止にも役立ちます。

これだけ私たちを老けさせないパワーを持っている納豆を、食べない手はありませんね。

ココアでアンチエイジング？腸内環境を整える若返り効果とは

腸を元気にすることが、私たちのカラダを若々しく保つためにどれほど大切かは、これまで述べてきた通りです。

そんな腸内環境をよくするために欠かせないものが、食物繊維です。

食物繊維は、カラダの構成成分にもエネルギー源にもならないため、古くは役に立たない食べかすと考えられていました。しかしいまでは、私たちの健康を保つためになくてはならない大切なものだということが常識になっています。

まず、便をやわらかくし、その量を増やすことで、腸のぜん動運動を活発にしてくれます。これが、食物繊維が便秘の予防に効果的な理由のひとつです。

また、発がん性物質など、腸内にある有害物質の排出を促したり、腸内細菌のエサにもなります。

　このほか、血糖値の急激な上昇を防ぐ、コレステロールの吸収を抑制する、ナトリウムを吸着して排泄する、肥満を予防するといったものがあります。

　食物繊維は、穀類、イモ類、豆類、野菜、海藻、キノコ、フルーツなど、さまざまな食品に豊富に含まれていますが、飲み物では、実はココアに豊富です。

　ココアには、高い抗酸化作用を持ち、アンチエイジング効果が期待されている抗酸化物質のポリフェノール類も含まれています。

　栄養豊富な牛乳と一緒に飲むことで、たんぱく質はもちろん、ビタミン類やミネラル類、そして食物繊維が一度にとれます。ココアというとカロリーが高いイメージがありますが、砂糖を控えめにすれば問題ありません。

　食生活の欧米化で、日本人の多くが食物繊維の摂取が大きく不足しているといわれています。不足を自覚している方は、毎日1杯のココアを飲んで、食物繊維の不足を補いましょう。

疲れた肝臓は老化の第一歩。1日1杯の牛乳が、働き者の肝臓をいたわる

「肝心」という言葉からもわかる通り、肝臓は私たちが生きていくうえで非常に大切な働きをしている臓器です。何千という酵素を使って、体内でさまざまな物質を化学的に作り変えているため、「化学工場」とも呼ばれています。

そんな肝臓の働きを、もう少し詳しく見てみましょう。

私たちが消化器から吸収した栄養などは、血液を通じて、まずは肝臓に送られます。肝臓では、血液中に含まれる栄養成分を必要に応じて作り替えたり、貯蔵したり、有害成分の解毒などを行っています。こうして処理された血液が、ようやく心臓に送られ、それから全身へと行き渡っていきます。

つまり、肝臓に問題があると、その影響はあらゆる臓器に及んでしまうのです。反

対に肝臓が元気になれば、全身の免疫力が整いますから、カラダは丈夫で老けにくくなります。がんにかかりにくくなるともいわれています。

基本的に、肝臓は非常に強い臓器です。しかも大変な働き者で、なかなか悲鳴をあげてくれません。そのため、ついつい私たちは、肝臓を酷使しがちです。でも、日々フル回転で働いているのですから、年齢とともに疲れがたまっていくのは確か。あなたの肝臓も、お疲れ気味の可能性があるのではないでしょうか。

では、そんな働き者の肝臓をいたわるために、私たちは何を食べ、どんな栄養をとればいいのでしょう。

もっともおすすめなのが、牛乳です。

牛乳は、食品に含まれている必須アミノ酸の含有比率を評価する数値である「アミノ酸スコア」が100という、大変良質なたんぱく質源。肝臓の細胞はエネルギーをアミノ酸から得ているため、アミノ酸をたっぷり含む牛乳を飲むことで、肝心かなめの肝臓が元気になります。そしてアンチエイジングに必ず効果があります。

牛乳のおすすめ摂取量は、1日200㎖。毎日欠かさず飲みましょう。

貝類を積極的に食べれば、細胞からどんどん若返る

私たちのカラダは数えきれないほどの細胞でできています。ですから、細胞分裂が順調に進まなくなると、どうしても老けていきます。

私たちは、細胞分裂を活発にし、新しい細胞をどんどん増やしていくための栄養を、日々の食事からしっかりとらなければなりません。

細胞を増やす栄養というと、まず頭に浮かぶのはたんぱく質ではないでしょうか。

確かにそれは正解です。実際、健康に敏感な人は、たんぱく質の摂取を心がけている人が多いようです。

しかし、たんぱく質を十分にとっているだけでは、細胞分裂は進みません。細胞が新しくできる際には、必ず亜鉛が必要だからです。

亜鉛はたんぱく質やビタミン類に比べると、意識して食事に取り入れている方は少ないかもしれません。でも、亜鉛は鉄と並び、私たちにとって非常に重要なミネラルです。亜鉛が不足すると、カラダの中で実にさまざまな問題が生じてきます。

たとえば、子どもの場合は成長が遅くなり、身長が伸びにくくなります。大人の場合は傷の治りが遅くなり、毛が抜けるなどの症状があらわれます。また、ビタミンCとともにコラーゲンの合成にかかわっているため、肌の調子も悪くなってしまいます。免疫機能にも深く関係があるので風邪をひきやすくなりますし、男性の場合は精力減退を招きます。

食事摂取基準（2020年版）によると、亜鉛の推奨量は1日につき成人男性（18歳〜74歳）で11㎎、成人女性（18歳以上）は8㎎です。亜鉛を豊富に含んでいる食べ物といえば、なんといってもカキです。4コで約10㎎の亜鉛を摂取することができます。ほかにも、アサリやシジミなど、貝類全般に豊富です。

亜鉛をたくさん含んでいる貝類を積極的に食べて、細胞から若々しさを保つようにしましょう。

カルシウムだけでは、骨粗しょう症は予防できない

私たちのカラダの骨は、年齢とともにどんどん骨量が減少していく運命にあります。特に女性は、閉経後、ホルモンバランスの影響などで、骨粗しょう症を発症する人が増えます。

また、最近の若い女性は、ダイエットのための食事制限によるカルシウムなどの栄養素不足から、閉経後に骨粗しょう症になる可能性が非常に高いと懸念されています。

カルシウムの慢性的な不足は、骨粗しょう症だけではなく、さらなる恐怖を引き起こします。血中のカルシウム濃度を一定に保つために骨から血中へカルシウムが溶け出し、逆に血中のカルシウム濃度が高くなってしまいます。すると、そのカルシウムが血管壁に取り込まれ、血管を収縮させ、動脈硬化や高血圧などを誘発するのです。

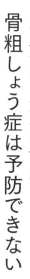

骨粗しょう症の予防のためにカルシウムを十分とっているという方も安心はできません。実際、カルシウムをとっている割に、骨が弱くなっていく人や、動脈硬化になってしまう人がいるのです。

その理由のひとつが、ビタミンDの不足です。ビタミンDは、肝臓と腎臓で代謝され、活性化することでカルシウムの吸収を促進し、それらが骨となるのを助ける大事な働きをしています。

せっかくとったカルシウムの吸収を効率よくするためにも、ビタミンDが豊富なサケやサバ、イワシ、真ガレイなどの魚、卵を積極的に食べるとよいでしょう。

シイタケやマイタケ、キクラゲなどのキノコ類も、ビタミンDが豊富です。これらのキノコ類に含まれるエルゴステロールという物質は、日光に当てることでビタミンDに変わるのです。

市販の干しシイタケでなくても、生のシイタケやマイタケを家で干すだけで、ビタミンD含有量を増やすことができます。ザルなどに並べ、日光に当てるだけです。

牛乳の代わりに豆乳を飲んでも、カルシウムは補給できない

いくつになってもかくしゃくとしていらっしゃる方のひとつの共通点は、骨がしっかりしていることでしょう。

骨を丈夫にするためにはカルシウムとビタミンDの摂取が重要です。ビタミンDのとり方については前述したので、ここではカルシウムのとり方について解説しておきたいと思います。

カルシウムといえば、やはり牛乳が有名ですね。牛乳はたんぱく質やビタミンB_2も豊富な、大変優秀な食品です。

ところが、どういう理由からかわかりませんが、「牛乳はカラダに悪い」「牛乳は太る」という情報がときどき世の中に広がって、牛乳を飲むのをやめてしまう方が出て

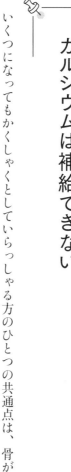

きます。

そして、「牛乳の代わりにカルシウムの補給を」ということで、ヘルシーなイメージが強い豆乳を飲まれる方が多いのです。

しかし、豆乳は大豆から作る大豆ジュースで植物性、牛乳は牛の血液が変化したものので動物性なので、栄養的に大きな違いがあります。特にカルシウムの量は、100g中、牛乳が110㎎であるのに対し、豆乳は15㎎しか含んでいません。ちなみに、母乳も血液が変化したものです。

私たちが1日に必要なカルシウムの推定平均必要量は、男性（30〜64歳）が600㎎、女性（30〜64歳）が約550㎎です。つまり、豆乳を飲んでもカルシウムの補給に大きな効果は期待できないのです。

牛乳が苦手で豆乳を飲んでいるという方は、豆乳にスキムミルクを加えて飲むことをおすすめします。

豆乳200㎖につき大さじ3杯（24g）のスキムミルクを加えて1日1回飲めば、カルシウムの補給に十分役立ちます。1回で約300㎎、1日の推定平均必要量の半分以上、摂取できます。

もう1点、気をつけていただきたいのが、小魚によるカルシウムの補給です。

私たちが栄養指導でお話をうかがっていると、「カルシウム補給のために、シラス干しなどの小魚を、毎日ごはんにたくさんかけて食べています」という方がときどきいらっしゃるのです。また、おつまみの小魚を、カルシウムのために小まめに食べ続けているという方もいらっしゃいます。

骨ごと食べられる小魚からは、確かにカルシウムはとれます。しかし、この場合、内臓なども丸ごといただくため、コレステロール値も上がってしまうのです。

小魚をたくさん食べることでコレステロールが基準値を超えてしまう人には、私は小魚の代わりに納豆をおすすめしています。

納豆には1パック（50g）に45㎎のカルシウムが含まれているうえ、骨からカルシウムが溶け出すのを抑制するビタミンKも含んでいます。

毎日牛乳を200㎖飲み、納豆を1パック食べたうえで、ほかの食品からもカルシウムを摂取していくように心がければ、少しずつ骨が丈夫になっていくはずです。

ダイエットには絹ごし豆腐、カルシウム補給には木綿豆腐がおすすめ

豆腐には絹ごしと木綿がありますが、その違いを正確にご存じでしょうか。

絹ごし豆腐は絹の布で豆乳を濾《こ》して作ったもので、木綿豆腐は木綿の布で豆乳を濾して作ったものだと思っている人が多いようですが、それは間違いです。

絹ごしと木綿と呼ばれるようになったのは、あくまでも舌触りの問題です。絹で濾したようにやわらかな食感がすることから「絹ごし」と、それに比べると舌触りがしっかりしていることから「木綿」と呼ばれるようになったのです。

このふたつの本当の違いは、作り方にあります。

絹ごしは、濃い豆乳に凝固剤を加えて、そのまま固めて作ったものです。

一方、木綿は、絹ごしより薄い豆乳に凝固剤を加えて固め、それを一度崩してから

圧力をかけて水分を絞り出して固め直したものです。

こうした製造方法の違いにより、絹ごしと木綿では、その栄養価にも違いがあります。木綿豆腐は水分を絞り出して作るぶん、栄養も凝縮されていて、たんぱく質も鉄も、絹ごしに比べて多く、カルシウムはなんと3倍近く含まれています。

絹ごし豆腐は、水溶性のビタミン類であるビタミンB_1とビタミンB_2、水溶性のミネラルであるカリウムなどが木綿豆腐に比べて多く、カロリーが低めです。

ですから、カルシウム不足が気になるときは木綿豆腐を、体型が気になるときは絹ごし豆腐といったように、食べ分けてみてはいかがでしょうか。

とはいえ、絹ごしでも木綿でも、豆腐がアンチエイジングに効果的な食品であることは間違いありません。

どちらも、畑の肉といわれる大豆から作られ、必須アミノ酸がバランスよく含まれている良質のたんぱく質源です。木綿豆腐に含まれるたんぱく質は1丁20・1g、絹ごし豆腐は15・9gで、木綿豆腐のほうが絹ごし豆腐よりもたんぱく質を若干多く含んでいます。

また、豆腐に含まれているレシチンは脂質代謝の改善効果もあり、脂肪肝の予防にも効果的です。脳の活性化を促し、記憶力や集中力を高めて、物忘れやボケ防止にも役立ちます。

さらに、血中のコレステロールを低下させる植物ステロール、ビフィズス菌や乳酸菌のエサになる難消化性オリゴ糖、活性酸素を抑制して老化を防止するサポニンなど、豆腐には老けないカラダ作りに欠かせない栄養が、ぎゅっと詰まっているのです。

第5章

血管年齢が若い人は何を食べているのか

甘いものの食べすぎは、動脈硬化の原因にもなる!

人間は血管から老いるといわれています。血管が老いれば血流が悪くなり、酸素や栄養素が各細胞に十分に届かなくなってしまいます。当然、肌は衰え、さまざまな臓器にも影響が及びます。

血管を老けさせないためにぜひ心に留めておいていただきたいのが、「抗糖化」です。ここで、少し詳しく解説しておきましょう。

抗糖化とは、「糖化反応」によってできる「AGEs」(終末糖化産物)をできるだけ作らない、カラダに入れないことです。

糖化反応とは、簡単に言うと、糖質がたんぱく質と結合する反応のことです。

そして、たんぱく質が糖化反応を起こすことでできるのが、AGEsです。

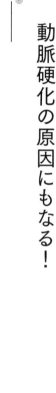

ＡＧＥｓは、加熱調理の際に生まれてくる場合と、私たちのカラダの中で生まれてくる場合があります。

カラダの中で生まれてくる場合は、私たちが糖質を一度の食事でとりすぎたとき、血中に漂っている余分な糖質と体内のたんぱく質が結びつくことでできます。

このカラダの中で生まれたＡＧＥｓが、私たちのカラダにさまざまな悪影響を及ぼしているのです。

体内でできたＡＧＥｓは、老化をはじめ、糖尿病の合併症や動脈硬化、肌のトラブルや骨粗しょう症、さらにアルツハイマー病など、いくつもの病気の発症に関係していることがわかってきました。

中でも問題が大きいのが、動脈硬化との関係です。

動脈硬化とは、心臓から血液を全身に運ぶための血管である動脈の壁が弾力を失って硬くもろくなった状態です。

血管の弾力が失われて硬くなるとどうなるでしょうか。しなやかさを失って、破れやすくなるのです。そのため、動脈硬化が進行すると、最悪の場合、心臓病や脳卒中などが起こります。

ＡＧＥｓを作り出す最大の原因は、糖質のとりすぎです。

抗糖化の第一歩は、まずは血糖値を急上昇させないこと。甘いものなど糖質を多く含む食品を空腹時や日常的に過剰摂取したり、食物繊維が少ない食事をすると食後に高血糖となり、体内で糖化が進みやすくなると考えられています。

普段から甘いものに目がないという人は、先々の人生を考えて、甘いものを控えることを強くおすすめします。後悔先に立たずです。

食後の1時間に何をするかで、老ける老けないが決まる

私たちのカラダを老けさせてしまうＡＧＥｓは、日常的に糖質をとりすぎて、血糖値を急上昇させることによって増えます。つまり、血糖値と大きな関係にあります。人は、食後に血糖値が上昇します。食事でとった糖質が分解されてブドウ糖となり、血中に溢れてくるから、血糖値が上がるわけです。

そして、食後に血糖値が高いと、そのぶん、血中のブドウ糖とカラダの中のたんぱく質の結合が進むため、ＡＧＥｓができやすくなります。ＡＧＥｓが増えると動脈硬化が進み、血管が老いることは、先に述べた通りです。

ですから、血管を若々しく保つためには、血糖値を急激に上げない生活を送ることがポイントになります。

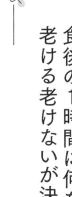

では、どうすれば血糖値を上げないようにできるのでしょうか。

これが、意外と簡単なことばかりなのです！

まずは、食事はゆっくり食べること。

一気に食べると急激に血糖値が上がってしまいます。同じ量を食べてもゆっくりよく噛んで食べたほうが血糖値は上がりにくくなります。

次に、食事からの糖質量は適量にすること。

要するに、腹八分目です。主食のごはんなどをおなかいっぱい食べれば、血中にブドウ糖がたくさん溢れ出してしまいます。

3つめのポイントとしては、食べる順番に気をつけること。

野菜や海藻類、キノコ類など、食物繊維が豊富な食材を先に食べておくと、糖質の吸収を抑えることができます。ですから、野菜などを最初に食べ、それから肉や魚などのたんぱく質を食べて、最後にごはんなどの炭水化物を食べるようにすると、血糖値が上がりにくくなります。

そして、最後の決め手が、食後1時間以内の過ごし方です。

というのも、血糖値は食後1～2時間以内にもっとも高くなるので、その時間にせっせとAGEsが作られている可能性が大きいからです。

これを少しでも防ぐためには、食後1時間までに軽くカラダを動かし、ブドウ糖をエネルギーとして使ってしまうのが効果的です。そうすれば、血糖値の上昇が抑えられ、そのぶんAGEsも作られずにすみます。

おすすめは、食後30分ほどしてから2㎞くらいの距離を、30分ほどウォーキングすること。たとえば、ちょっと離れた場所で外食して、少し早足で歩いて帰ってくると、ちょうどいい運動になると思います。

レンコンやカボチャの食べすぎは、血管を傷つける

栄養指導をしていると、たまにこんな悩みを打ち明ける方がいらっしゃいます。

「私、野菜をよく食べているのですが、その割になぜか血糖値が高いのです」

こういう方のお話をよくうかがってみると、お好きな野菜にその原因があることがわかってきます。多くの方が、レンコンやカボチャなどをお好みなのです。

これらの野菜は糖質を多く含んでいます。

野菜であれば、何でもいくら食べてもカラダにいいと思われている方がとても多いのですが、やはり食べすぎには注意が必要なのです。

また、「いつも野菜を食べているのですが……」とおっしゃる方の中には、イモ類を野菜と勘違いされている方も多いですね。

実際、レンコンとカボチャは、糖尿病の患者さんが正しい食事療法を身につけるために利用する「糖尿病交換表」では、ごはんやパンなどと同じ穀物類のグループに分類されています。

ちなみに、このグループには、イモ類、スイートコーン（缶詰）、トウモロコシ、栗、甘栗、ギンナン、グリンピース、空豆、小豆なども入っています。これらはいずれも糖質が多い食品なので、主食と同じと考えたほうがいいでしょう。

糖質のとりすぎは、インスリンの分泌量を増やし、体脂肪を作りやすくします。また、体内で糖質が分解されてできたブドウ糖がたんぱく質と結合することで、私たちのカラダを老けさせるＡＧＥｓも増えてしまいます。

レンコンやカボチャ、イモ類など、糖質が多いものをおかずとしてたくさん食べる場合は、そのぶん主食を減らすべきです。

たとえば、ジャガイモ（中）１コ（１１０ｇ）食べるなら、それに相当するカロリー分のごはん50ｇを減らしましょう。50ｇは、卵約１コ分の重さです。このように帳尻合わせをすることで、糖質のとりすぎを防止できます。

揚げ物は、揚げたてを食べないと血液ドロドロに

とんかつやエビフライ、唐揚げや天ぷらなど、揚げ物は人気メニューのひとつ。市販のお弁当には必ずと言っていいほど何かしら揚げ物が入っていますし、スーパーのお惣菜売り場にはずらりと揚げ物が並んでいます。

でも、やはり揚げ物には注意が必要です。できる限り揚げたてを食べないと、血液ドロドロ状態になる危険性があるからです！

油は空気にふれることで酸化します。油が酸化すると、動脈硬化の一因であり老化を招く、過酸化脂質を作り出してしまいます。

過酸化脂質は、私たちの体内でも脂質が活性酸素の影響を受けて作られています。

これをいかに減らすかが、健康的な食生活の課題のひとつでもあるわけですが、調

理後時間がたった揚げ物や脂肪を多く含んだ食品を食べるということは、食べ物の中にすでにある過酸化脂質をわざわざ体内に取り込んでいることになります。

血液中の過酸化脂質が増えると、ドロドロになった血液により血管が傷つき、動脈硬化を引き起こします。

血液の流れが悪くなると、皮膚の新陳代謝が悪くなったり、免疫力も弱くなったりして、老化が進みます。おまけに過酸化脂質は、がんの発生にかかわっているとさえいわれているのです。

ですから、くれぐれも新鮮な油を使って揚げたものをいただきましょう。

私は、揚げ物が食べたい場合は、できるだけ家庭で新鮮な油を使って自分で揚げて、揚げたてを食べるようにしています。もちろん、ビタミンCたっぷりのレモン果汁をかけ、体内で過酸化脂質が作られないように抗酸化ビタミンの補給も忘れません。

外出先で揚げ物を食べるときは、揚げたてを食べられるお店を選んでいます。また、市販のお弁当などに入っている揚げ物は、調理してからしばらくたっていると思われるため、衣をはずしてから食べるようにしています。

ベジタリアンは、動脈硬化になりやすい

とにかく野菜といえば、カラダにいいものと考えられています。

もちろん、野菜がカラダにいいのは確かです。だからといって、野菜しか食べないベジタリアンになることが本当に健康にいいかといえば、答えは「ノー」です。

意外なことに、ベジタリアンは動脈硬化になりやすいという報告があります。

実際、病院で人間ドッグを受けられた方の中には、ベジタリアンで動脈硬化の方がときどきいらっしゃるようです。

なぜでしょうか。

それは、動物性の食品をまったく食べないと、鉄、亜鉛、ビタミンB12を十分に摂取できなくなるからです。

その結果、ホモシステインという動脈硬化を引き起こす物質が増えます。

この問題には、私たちが食事からとっているメチオニンという成分と、葉酸、及びビタミンB12が大きく関与しています。

メチオニンは必須アミノ酸の一種ですが、代謝の過程でホモシステインに変化します。でも、体内に葉酸とビタミンB12が十分にあれば、再びメチオニンに戻ることができます。

しかし、ビタミンB12は、野菜など植物性食品にはほとんど含まれていません。つまり、植物性食品しか食べていないとビタミンB12が不足気味になり、血中のホモシステイン濃度が高くなって動脈硬化になりやすくなるのです。

ベジタリアンでも、卵や牛乳をとっている方は比較的安全ですが、動物性食品を一切口にしない完全なベジタリアンとなると、正直、心配です。

動物性食品から良質なたんぱく質の補給があれば、免疫力もエネルギー代謝もよくなります。カラダのことを第一に考えるのであれば、完全なベジタリアンになる必要はないと思います。

青魚のDHAとEPAのアンチエイジング効果は、食べ方で左右する

青魚に多く含まれていることで知られている、DHA（ドコサヘキサエン酸）とEPA（エイコサペンタエン酸）。

どちらもアンチエイジングに欠かせない成分として注目が集まっている、必須脂肪酸のn－3系脂肪酸です。

n－3系脂肪酸には、血液中の中性脂肪を減らし、善玉コレステロールを増やすなど、血管を若々しく保ち、動脈硬化を予防する効果が認められています。特にDHAやEPAは、脳内の神経回路における情報伝達に深くかかわっているため、認知機能の低下や認知症の予防効果も期待されています。

DHAとEPAは、体内でα－リノレン酸が変化して生成されますが、加齢ととも

に生成量が減ってきます。

ですから、ある程度の年齢になったら、私たちは食事からできるだけ効率よく、DHAとEPAをとる必要があるのです。

では、その食べ方をご紹介しましょう。

結論から言うと、お刺身で食べるのが一番です。

DHAとEPAは、通常の調理の加熱では分解されませんが、焼いたり揚げたりすると魚の油そのものが減るので、そのぶん減ってしまいます。

それに比べて生食なら、魚が本来持っているDHAとEPAを余すところなく食べられます。

ただし、DHAとEPAは大変酸化しやすい油なので、その点には注意が必要です。新鮮なお刺身であれば大丈夫ですが、時間がたつにつれ魚の油も酸化してしまいます。できるだけ活きのいい魚をいただくようにしましょう。

高血圧予防の強い味方。「カリウム」を豊富に含む食品は？

年齢とともにじわじわと血圧が上がり、気づいたらすっかり高血圧症になっていた……そんな悩みをお持ちの方は多いと思います。血圧が高いと、その圧力で血管壁が傷つき、そこにコレステロールなどが付着することで動脈硬化が進んでしまいます。

高血圧というと、まずは塩分を減らすようにいわれていますね。

食塩をとりすぎると、私たちのカラダの中でナトリウム濃度が高くなります。すると、その濃度を薄めようとして、血中の水分量が増えます。同じ血管の中を通る水分量が増えれば、当然圧力が増します。これが高血圧の一因となるわけです。

こうした理由から、高血圧防止のために、食塩（ナトリウム）のとりすぎに注意しようといわれてきたわけです。

食塩の1日当たりの摂取目標量は、2020年の食事摂取基準で男性は7・5g未満、女性は6・5g未満です。これは、あくまでも日本の基準です。WHOの基準では、それよりも少ない1日5g未満となっています。

それでも、日本の食塩摂取目標量をオーバーしている日本人は多いです。なぜなら、しょうゆ、みそ、塩で味つけする和食では、どうしても食塩摂取量が多くなってしまうからです。

そこで、高血圧予防の観点から注目が集まっているのが、カリウムの摂取です。

カリウムには、体内の余分なナトリウムを排出する作用があります。

カリウムを十分に摂取していれば、血中のナトリウム濃度が下がり、結果的に血圧も下がっていきます。

高血圧を予防するためには、食塩のとりすぎに注意することも、もちろん大事です。ただ、あまりにも塩味を抑えようとすると、食事が何とも味気ないものになってしまいます。ある程度まで薄味にしたら、カリウムの豊富な食品を毎食取り入れましょう。

カリウムは、野菜、豆、イモ、フルーツ、海藻に豊富です。カリウムは水溶性なので、煮ることで30％ほど流れ出てしまいます。野菜やフルーツをそのまま生で食べたり、スープなどにして汁ごと食べるとよいでしょう。

カリウムの摂取目標量は、食事摂取基準（2020年版）によると、男性は1日3000mg以上、女性は2600mg以上です。

たとえば、ワカメやヒジキなどの海藻類をごはんと一緒に炊けば、食材のもつ塩味でごはんに味もつきますし、カリウムの補給もできるため、とてもカラダに優しい料理となります。

ただし、カリウムの摂取量に気をつけなければいけない方もいらっしゃいます。カリウムをたくさんとることで腎臓に負担がかかるため、腎臓に疾患をお持ちの方や、高血圧薬の副作用などで日常的にカリウムが高めの方にはおすすめできません。

胃の健康を守ることが、若い血管を保つカギ

心筋梗塞や脳梗塞のリスクを抑えるためには、動脈硬化を予防することが基本中の基本。そんな、血管のアンチエイジングのために欠かせないのが、ビタミンB12の十分な摂取です。

動脈硬化を引き起こす物質にホモシステインというアミノ酸があります。これは、必須アミノ酸であるメチオニンが代謝過程でホモシステインという物質に変わったものです。体内にビタミンB12や葉酸が十分にあると、ホモシステインはメチオニンへ戻ることができます。しかし、それらが十分にないと、血中ホモシステインは増えるばかりで動脈硬化を引き起こしやすくなります。

ビタミンB12の吸収に重要になってくるのが、胃の状態です。

私たちが食べ物からビタミンB12を吸収するには、糖たんぱく質（胃から分泌されるたんぱく質の一種）が必要ですが、加齢により胃が萎縮したり、胃粘膜に病変がある方などは、糖たんぱく質の分泌が十分でなくなり、ビタミンB12をうまく吸収できなくなってしまうのです。また、胃の状態が悪ければビタミンB12だけではなく、ほかの栄養素の消化吸収にも差し障りが出てきます。

胃を若々しく保つためには、1日3食、できるだけ同じ時間に規則正しく、腹八分目に食べることが大切です。また、食事と食事の間があきすぎると、胃酸の出すぎにつながるのでよくありません。極端に辛いもの、しょっぱいもの、甘いものは胃壁を荒らします。空腹でのカフェインとアルコールの摂取も控えましょう。もちろん、就寝直前の食事や暴飲暴食はもってのほかです。

食生活が不規則で、コンビニなどで思いつくままに好きなものを買い、同じものを毎日のように食べている方は、胃に負担がかかっているかもしれません。

胃を若々しく保つことは、血管を若々しく保ち、結果的に見た目のアンチエイジングにもつながります。見た目で得するためにも、胃をいたわってあげましょう。

第6章

老ける食習慣、老けない食習慣

アンチエイジングのためには、本当は腹七分目がいい

アンチエイジングの究極の目標といえば、健康的な長寿でしょう。

介護が必要な状態ではなく、自立した生活が送れる状態での寿命を「健康寿命」といいます。これまで、健康寿命をいかにして伸ばすか多くの人々が研究を重ねてきたわけですが、2000年にアメリカのマサチューセッツ工科大学のレオナルド・ギャランテ教授が、健康寿命を延ばす遺伝子を発見して注目を集めました。

それは「サーチュイン遺伝子」というもので、「長寿遺伝子」とも「若返り遺伝子」とも呼ばれています。嬉しいことに、私たちの誰もがこの遺伝子を持っていることがわかっています。

ただし、この遺伝子は、いつでも働いてくれるわけではありません。ある条件に合

ったときだけ活性化し、私たちのカラダを若返らせる働きをしてくれます。

活性化したサーチュイン遺伝子は、カラダを老けさせる活性酸素を除去し、肌のシミやシワを防止し、脂肪を燃焼させ、動脈硬化や糖尿病、認知症などのさまざまな疾患を予防します。まさに、夢のような遺伝子なのです。

では、どうやってこの長寿遺伝子を活性化させるのかですが、実はとても簡単なことです。活性化の条件とは、なんと「空腹」だったのです。

空腹が私たちの健康寿命を延ばすことは、さまざまな動物実験で確認されてきました。その中から、アメリカのウィスコンシン大学の研究結果を紹介しておきましょう。

それは、アカゲザルを20年間保育して行った実験です。一方のサルには十分な食事を与え、もう一方のサルにはその約7割、つまり腹七分目に抑えた食事を与え、観察を続けたというもの。その結果、腹七分目の食事を続けたほうのサルは、制限をしなかったサルに比べて毛もフサフサで、若々しいカラダを保っていたのです。

また、近年になり、空腹の時間を確保するほうが健康によいという考え方も生まれてきました。空腹状態のときに、細胞の再生能力が高まる「オートファジー」というシステムが働くことで、老化が抑えられるからです。

私たち人間は、長い歴史の間、空腹と闘ってきました。ですから、空腹状態が続いてもカラダを元気に保つためのシステムとして、長寿遺伝子やオートファジーが組み込まれていったと考えられています。

食事をするなら、「満腹」になるまで食べるのではなく、「腹七分目」にして、小腹がすいても毎日のようにおやつを食べることなく、空腹感を味わってみてはいかがでしょうか。きっとあなたの中で、長寿遺伝子がオンになるはずです。

若さを保つ「成長ホルモン」は、食事のリズムが関与する!

みなさんが年齢を感じはじめたのはいつ頃でしょう。

おそらく、30代後半から40歳前後ではないでしょうか。その頃になると、急にボディラインが崩れてきたり、白髪や薄毛、シミやシワが気になりだし、体力的にも衰えを感じる人が多いようです。

その要因のひとつは、年齢によるホルモンバランスの低下。特に影響を及ぼしているのが、「成長ホルモン」の低下です。

成長ホルモンは、脳下垂体前葉から分泌されるホルモンで、新陳代謝には欠かせないものです。カラダのすべての器官や組織の発達に関係しているホルモンといっていいでしょう。

この成長ホルモンの分泌は20代がピーク。30歳前後になると低下しはじめ、その後の10年で約13％も低下し、私たちのカラダにさまざまな影響があらわれはじめるのです。成長ホルモンの分泌はその後も減少を続け、80代になると20代の頃に比べ激減してしまいます。

ですから、若々しく健康なカラダを保つためには、この成長ホルモンの分泌をできるだけ促すことが大切なのです。

では、どうやったら成長ホルモンがたくさん出るのでしょうか。

大切なのは、睡眠です。

成長ホルモンは、ノンレム睡眠時に出ることがわかっているのです。

ノンレム睡眠とは、ご存じの方も多いと思いますが、簡単に言ってしまうと、脳の多くの部分が休んでいる深い眠りのことです。

睡眠には、眼球が素早く動いているレム睡眠と、そうでないノンレム睡眠がありま す。レム睡眠時は間脳や中脳などは起きていて、この間に人は夢を見ます。一方、ノンレム睡眠時は生命維持にどうしても必要な部分の脳しか働いていません。レム睡眠とノンレム睡眠は交互にあらわれ、両方で平均90分が1周期です。この周期が何度か繰り返されるのが、私たちの睡眠です。

つまり、夜しっかりノンレム睡眠をすることで、成長ホルモンの分泌を促したいわけですが、そのカギを握っているのが、実は食事のとり方なのです！

夜しっかり眠るためには、「体内リズム」を整えることが大切です。そして、体内リズムを整えるには、朝昼夜の3食を規則正しく食べることが、もっとも重要です。

そのうえで、夕食は起床後12時間以内、遅くとも14時間以内に終え、そのあとは就寝の3時間前になったら、何も食べないようにすること。そうしないと、胃腸が完全に休めないため、深い睡眠にならず、成長ホルモンの分泌も望めません。

成長ホルモンの分泌を高めると、皮膚を作ったり、骨を丈夫にしたり、性的な能力を高めたり、免疫システムを強化したりなどいいことがいっぱいあります。

このことからも、規則正しい食生活こそが、老けないカラダを作る基本中の基本だということが、おわかりいただけるでしょう。

「ロコモ」を防ぐ、筋肉をつける食べ方とは

超高齢社会を迎えた日本では、数年前から「ロコモ」に注目が集まっています。ロコモとは、ロコモティブシンドロームの略で、「運動器の障害」により「要介護になる」リスクの高い状態になること。つまり、筋肉や関節などが十分に動かせなくなってしまう状態のことです。ロコモの原因には大きく分けて、病気や骨折などによるものと、加齢によるものがあります。病気などは人によってかからずにすむ場合もありますが、加齢は誰しも避けて通ることができません。

健康な人でも、年齢とともに筋力や筋肉量が低下し、持久力や反射神経、バランス感覚などが衰えていきます。一般に運動量も減っていくので、どうしても筋力や筋肉量は落ちていきます。これを食い止めるには、運動をして保持するしかありません。

もちろん、食事も大切です。基本は、1日3回、バランスのとれた食事を続けること。できれば、ごはんなどの主食、肉や魚の主菜に副菜を添えた献立が理想です。こうすれば、自然と炭水化物、たんぱく質、脂質、ビタミン類、ミネラル類が一度にしっかりとれます。

特に、筋肉をつけたい場合は、運動をしたあと2時間以内に良質のたんぱく質を適量とるのがポイントです。たんぱく質は運動後に補給することで、効率よく筋肉になってくれます。

たんぱく質源としては、たとえば豚肉が好きだからと豚肉ばかりに偏ることなく、牛肉、鶏肉などをバランスよく食べます。魚も焼き魚や干物ばかりではなく生魚も食べるなど、食品がワンパターンにならないように気をつけましょう。そして、卵、大豆・大豆製品、牛乳・乳製品も忘れずに1日に1回はとりましょう。

また、肥満は腰やひざに負担をかけるうえ、動くのが億劫になるなど、ロコモの一因になります。バランスよい食生活と適量を守って、いつまでも元気に動けるカラダ作りを目指しましょう。

肌のためには、夏と冬では食べ方を変える必要があった

若々しい肌を保つために、一年中、同じ食品ばかり食べ続けているという人がいました。ご本人は肌のためと思って一生懸命がんばっているご様子でしたが、こうした食べ方をしていても、一年を通して健康的な肌を保つのは、まず無理です。

それは、私たちの肌の状態が、一年中同じではないから。季節ごとの紫外線の量の違い、温度や湿度の変化などによって、肌の状態も常に変化しています。

ですから、年間を通して健康的な肌を保つためには、その季節の肌の状態を考えて、そのときどきで必要な栄養素を積極的にとる必要があるのです。

では、季節に応じてどんな食品を食べればいいか、重要なポイントを挙げておきましょう。

まずは春。肌の最大の敵ともいえる紫外線が一気に増える季節です。肌のもっとも重要な栄養分であるたんぱく質とビタミンB_2、ビタミンB_6をとって、肌の抵抗力をアップしましょう。たんぱく質は、肉、魚、卵、大豆・大豆製品、牛乳・乳製品に豊富です。これらの食品は、ビタミンB_2、ビタミンB_6も含んでいるので、一石二鳥です。たんぱく質とビタミンB_2、ビタミンB_6を十分にとることは、健康的な肌を保つための基本なので、肉、魚、卵、大豆・大豆製品、牛乳・乳製品は、年間を通してしっかり食べるようにしましょう。

次は、肌の疲れが目立ってくる夏の終わり。夏の肌は、いくつも問題を抱えています。まず、肌のペーハーが酸性から中性に傾くことで、化膿菌に対する抵抗力がなくなって、トラブルが発生しやすくなっています。

また、日焼けで皮膚の角質層が厚くなっているうえに、それが汗のためにふくれたりしぼんだりして角質層が緩んでしまい、皮膚の表面が荒れてざらついてきます。

こうした肌の修復のためには、春で紹介したたんぱく質とビタミンB_2、ビタミンB_6のほか、さらにビタミンAを十分にとることが必要です。ビタミンAは、皮膚や粘膜を丈夫に保ち、感染症の予防にも役立ちます。

ビタミンAを十分に補給するためには、ビタミンAが豊富なレバーや卵、牛乳、ウナギを、あるいは、カラダの中でビタミンAになるβ-カロテンを多く含んでいる緑黄色野菜を意識して食べるといいでしょう。β-カロテンは、私たちのカラダを老けさせる活性酸素の働きを阻止する抗酸化力にも優れています。

冬は、血行が悪くなり、皮膚も元気がなくなる季節です。脂腺や汗腺の働きが鈍くなり、皮膚の表面の脂が足りなくなって、肌は乾燥してカサカサになってきます。

さらに、お湯を使って手仕事を続けていると、手の表面の脂がますますなくなり、皮膚の弾力がなくなって裂け目ができてきます。これが、いわゆるひび割れです。

冬の肌の乾燥を防ぐためには、十分な保湿に気を配ることも大切ですが、皮膚の血行をよくするビタミンEを積極的にとることが重要です。

ビタミンEは、カニ、カキ、ギンダラなどの魚介類や、カボチャやブロッコリーなどの緑黄色野菜に豊富です。オリーブ油などの植物油にも含まれているので、組み合わせたメニューにしてみるのもおすすめです。

冬はビタミンDを積極的にとらないと、ココロも老けこむ

カルシウムの吸収をよくするためにビタミンDが欠かせないことは前述しましたが、特に冬場はいっそう積極的にとる必要があります。

そこには、日照時間とうつ病の問題がからんでいます。

「冬季うつ」という言葉をご存じでしょうか。私たちの心は、日照時間と密接な関係にあり、冬場、日照時間が短くなってくると、うつ病を発症しやすくなるのです。

この冬季うつには、ビタミンDの摂取が効果的という結果が報告されています。ですから、朗らかな精神状態を保つためにも、日照時間が短くなる冬場は、干しシイタケ、マイタケ、乾燥キクラゲ、卵、サケ、サバ、イワシ、真ガレイなど、ビタミンDが豊富な食材を、意識的に食事に取り入れる必要があるのです。

なお、ビタミンDは食事でとる以外にも、日光を浴びることで体内で増やすことができます。そのためビタミンDには、「サンシャイン・ビタミン」という別名もあります。

近年日本では、美白のためにUVカットが叫ばれ、魚を食べる機会も減っていることから、ビタミンDが不足する傾向にあるのです。

冬は日照時間が少ないヨーロッパの場合、生まれて間もない赤ちゃんにビタミンDが処方され、実際に飲まされている国もあります。幼いうちからこうした対策がとられているのです。そういえば、ヨーロッパで買った食品類などにも、ビタミンDが強化されているものがいろいろとありました。

このように、ただでさえ不足しがちなビタミンDですが、日照時間の関係で冬場になるといっそう不足します。鍋料理などに、魚やたっぷりのキノコを入れるなどして、十分な補給を心がけてください。

美肌効果があるビタミンCは、毎食とらないと意味がない

ビタミンCに美肌効果があるというのは、すでに常識でしょう。

ビタミンCは肌細胞を作るコラーゲンの合成に働き、肌にハリを持たせます。また、抗酸化作用があるのでシミを防いだり、免疫力を整えて肌トラブルを防ぐなど、実にさまざまな効果があります。私たちは、カラダの中でビタミンCを作ることができないので、若々しい肌を保つためには、食事から十分にとる必要があります。

と、ここまでは割とよく知られているので、1日に一度はフルーツジュースをたっぷり飲んだり、週に一度柑橘類をたくさん食べたりと、なんとかしてビタミンCを補給しようと奮闘している人は多いようです。でも、1日に一度、あるいは週に一度、まとめてビタミンCをとろうとしても、思ったような美肌効果は期待できません。ビ

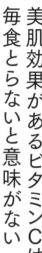

タミンCを上手に補給するには、ちょっとしたコツが必要なのです。

それは、一度にまとめてではなく、必ず毎食、ビタミンCをとること。

実は、ビタミンCは水溶性で、水に溶けやすいビタミンなのです。水に溶けてしまうということは、一度にたくさんとっても、カラダで十分に吸収されずに流れ出てしまうということ。ですから、ビタミンCを十分に補給するために、私たちはビタミンCを含んだ食品を毎食食べる必要があるのです。

ビタミンCは1日約100mg必要なので、1食当たり33mgが目安になります。

グレープフルーツなら半分で43mg、キャベツなら大きめの葉1枚（100g）で約41mg、キウイフルーツなら半分（50g）で70mgです。ただし、煮たりゆでたりするとビタミンCの損失が大きくなるので、生で食べるのがおすすめです。

ビタミンCを毎食、適量とることは大切ですが、サプリメントや飲料水などでもどんどんとっていると、下痢を起こすので注意してください。下痢をすると必要な栄養素が腸で吸収されなくなるので、当然、肌荒れにもつながります。

アルコールの飲みすぎは、確実にカラダが老けていく

アルコールは適量であれば、ストレス発散などの効果ももたらしてくれますが、飲みすぎがよくないのは、みなさんご存じの通りです。

「わかってはいるけど……」という方のために、アルコールの飲みすぎが確実にカラダを老けさせる、そのメカニズムを改めて確認しておきましょう。

まずは、胃に負担がかかります。アルコールは飲んだ量の1～2割は、腸ではなく胃から吸収されているので、飲みすぎると、どうしても胃が疲れてきます。

胃の重要な働きのひとつは、胃から分泌される消化酵素によるたんぱく質の分解です。胃の働きが悪くなると、たんぱく質の消化がうまくいかなくなり、たんぱく質を分解する働きが低下してしまいます。つまり、胃の具合が悪くなれば、十分な栄養が

とれなくなってしまうのです。

ちなみに、アルコールのほか、唐辛子のような刺激の強い食品や脂肪の多い食品のとりすぎもよくありません。これらを食べすぎると胃が荒れたり、もたれたりするのは、みなさんも経験上、よくご存じでしょう。

アルコールに話を戻すと、アルコールをたくさん飲めば、当然、肝臓にも負担がかかります。アルコールを分解するために肝臓は必死になって働き、その際、肝臓で活性酸素がどんどん作られます。その影響が全身におよび、少しずつ確実にカラダを老けさせていくのです。

お酒の適量は人によって違いますが、基本的には、1日、ビールなら中瓶1本、日本酒は1合、ワインは4分の1本、焼酎は0・6合、ウイスキーはダブルで1杯までです。

飲みすぎは自らカラダを老けさせるようなもの。節酒を心がけてください。

睡眠の質を下げる寝酒は、若さを奪い取る悪習慣！

毎晩、眠れるまで晩酌するのが習慣になっている人はいませんか？

寝酒をするとよく眠れると思っている人がいるようですが、これは実はまったく逆。すぐにやめていただきたい、悪い習慣です。

ちょっと、考えてみてください。

寝酒をした日は、たいがいトイレに起きていませんか？　または、尿意のあるなしにかかわらず、夜中に目覚めていませんか？　目覚めると、のどがからからに乾いていませんか？　それだけでも、アルコールが睡眠の質を下げていることは明らかでしょう。

アルコールをたくさん飲むと、最初のうちは、確かに寝つきはよくなるようです。

しかし、睡眠の後半になると交感神経の活動が高まって、目が覚めやすくなってしまうのです。

しかも、アルコールを飲んで寝つきがよくなるのは最初のうちだけで、連用しているうちにカラダに耐性ができてしまうため、やがて寝つきは悪くなります。

では、少量のアルコールならいいかというと、こちらもダメです。

この場合は寝つきが悪くなる傾向があるため、眠るためにお酒を飲んでいる人は、眠りにつこうとして徐々に酒量が増えていく恐れがあるのです。

十分で質のいい睡眠が私たちのカラダを若く保つために絶対に欠かせないものであることは、改めて言うまでもないでしょう。睡眠が十分でないと、肌が荒れて老けて見えますし、実際、体中の各組織の休息や再生が十分に行われず、どんどん老化していきます。

そのうえ、あまり知られていないようですが、睡眠不足が続くとカラダは太りやすくなります。

その理由は、睡眠不足が、私たちの食欲に関係している2種類のホルモン、「レプチン」と「グレリン」のバランスを乱してしまうからです。

レプチンは食欲を抑えるホルモンであり、グレリンは食欲を促進するホルモンです。

この2種類のホルモンは、一方が増えると、もう一方が減るという関係にあります。睡眠不足になると、グレリンの働きが優位になり、たくさん食べても満腹感がなかなか得られず、食べすぎてしまう傾向になります。しかもグレリンには、カラダに脂肪を蓄積させる働きもあるため、睡眠不足は結果的に、私たちを肥満へと導いていくことになるのです。

ほかにも、睡眠不足が私たちのカラダに与える悪影響は、枚挙にいとまがありません。寝酒はまさに若さを奪い取る悪習慣だということを、どうか深く胸に刻んでおいてください。

ホウレンソウもいいけれど、小松菜をおすすめするさまざまな理由

どのご家庭でも、毎日の食事において、バランスをとるために青菜の小鉢を一品プラスすることは多いでしょう。たとえば、ホウレンソウのおひたし。ホウレンソウはカラダにいいからと、ほとんど毎日のようにおひたしにして食べているという方もいらっしゃるのではないでしょうか。

ホウレンソウといえば、鉄が補給できる野菜として一般に知られています。そのほかの栄養素も豊富なので、日々の食事にプラスする青菜にはホウレンソウこそが最適だと信じて疑わない方が多いようです。

しかし、どういうわけかあまり知られていないことですが、実は、鉄はホウレンソウよりも小松菜のほうが多く含んでいるのです！　鉄の量は、ホウレンソウが１００

g中2・0㎎に対して、小松菜は2・8㎎です。

言うまでもなく、鉄は不足しがちな大切なミネラルです。血中の鉄は、体中に酸素を運ぶために必要なものなので、鉄が不足すると、全身の細胞に酸素が十分に行き渡らなくなり、結果的にカラダは老けていきます。

また、ホウレンソウには、鉄の吸収を妨げるシュウ酸が含まれているのに対し、小松菜にはほとんど含まれていません。

このため、ホウレンソウを料理に使う際は、シュウ酸を取り除くために一度ゆでこぼす作業が必要です。でも、小松菜は生でも食べられるので、そのまますぐに料理に使えます。

そのうえ、小松菜はカルシウムも豊富。こちらは、ホウレンソウが100g中49㎎に対して、小松菜は170㎎。なんと、3倍以上も含んでいるのです。

アンチエイジングを考えたとき、食事には青菜を使った料理が必ず一品は入っているのが理想的です。ホウレンソウでももちろんかまいませんが、鉄やカルシウムが豊富なうえに手軽に調理できる小松菜は、とてもおすすめの青菜です。

食後のコーヒーや紅茶には、牛乳を入れたほうがいい

食後のコーヒーや紅茶には、砂糖やミルクを入れる人、入れない人など、それぞれお好みでいろいろなパターンがあります。

ダイエットのために、コーヒーや紅茶に砂糖を入れない人は多いでしょう。では、ミルクはどうでしょう。

ミルクは栄養豊富といえども、カロリーもあるから入れないほうがいいと思っている方は多いのではないでしょうか。

でも実は、健康面を考えると、食後のコーヒーや紅茶には、ミルクを入れたほうがいいのです。

理由は、コーヒーと紅茶に含まれているシュウ酸にあります。

シュウ酸は、カルシウムや鉄などのミネラルと結びつきやすい物質です。このため、食後にカラダの中に入れると、食事でとったカルシウムと結びついてシュウ酸カルシウムの結晶を作ってしまうため、カルシウムの吸収が妨げられるのです。

また、そのまま体内に入ったシュウ酸は腸管から吸収され、体内でカルシウムと結合してシュウ酸カルシウムの結晶になります。こうして体内で作られたシュウ酸カルシウムの結晶は、尿路結石の原因になることもあります。

そこで、ミルクです。コーヒーや紅茶にあらかじめミルクを入れてしまえば、その段階でシュウ酸がミルクに含まれているカルシウムと結びついてシュウ酸カルシウムができます。このため、シュウ酸がそのまま体内に入るのを防ぐことができ、食事でとったミネラルの吸収が妨げられる心配もなくなるのです。

また、カラダに入る前にすでにカップの中でできたシュウ酸カルシウムの結晶は、消化吸収されずにそのまま体外に排出されるので、結石の原因になる可能性は低くなります。

サラダにかけるなら、オリーブ油そのままよりも、ドレッシングにしてから

生野菜のサラダを食べるときは、オリーブ油などをかけて塩こしょうしていただいたり、ドレッシングやマヨネーズをかけていただくことが多いと思います。

オリーブ油、ドレッシング、マヨネーズに含まれる油は、1g当たり約9kcalあり、少量でもエネルギー量が高いためによく悪者扱いされてしまいます。でも、やみくもに油を敵視するのも考えものです。サラダを食べるとき、適量の油をかけることで、カラダにプラスに働くことだってあるからです。

実際のところ、ビタミンA、ビタミンD、ビタミンE、ビタミンKなどの脂溶性ビタミンは、油と一緒にいただいたほうが吸収がよくなります。

体内でビタミンAに変わるβ-カロテンやビタミンEが、抗酸化作用を発揮してく

れることは何度も述べてきた通りです。ビタミンKは、ビタミンDとともに骨を強くしてくれるので、骨粗しょう症の予防に欠かせません。

そこで、サラダをいただく際の、ちょっとしたアドバイスをご紹介しておきましょう。それは、オリーブ油は直接かけるのではなく、ドレッシングやマヨネーズにしてから利用すること。そのほうが脂溶性ビタミンの吸収がよくなるという報告があるのです。

理由は、ドレッシングやマヨネーズが、乳化しているから。

乳化とは、水と油のように混ざり合わないふたつの液体の片方が微粒子となって、もう片方の液体の中に分散している状態のことをいいます。乳化すると、油の粒が小さくなるため、これが結果的に脂溶性のビタミンの吸収をよくすると考えられています。

また、小松菜などの野菜に多く含まれる鉄は、酸味があるものと一緒にいただくことで吸収率が高まります。その点からも、油と酢で作られるドレッシングやマヨネーズは、鉄の吸収効果も兼ね備えている優れた食品ということになります。

参考文献

『食品成分表〈2023〉』香川芳子／監修、女子栄養大学出版部
『栄養素の通になる　第5版』上西一弘／著、女子栄養大学出版部
『きほんの食品成分表』主婦の友社／編、主婦の友社
『栄養食事療法必携』中村丁次／編著、医歯薬出版
『よくわかる生理学の基本としくみ』當瀬規嗣／著、秀和システム
『よくわかる栄養学の基本としくみ』中屋豊／著、秀和システム
『糖尿病食事療法のための食品交換表　第7版』日本糖尿病学会／編著、文光堂
『臨床栄養ディクショナリー』メディカ出版
『栄養「コツ」の科学』佐藤秀美／著、柴田書店
『血糖コントロールの実践』日吉泰雄／著、名古屋大学出版会
『歯が溶ける⁉　酸蝕歯って知っていますか？』北迫勇一／著、田上順次／監修、クインテッセンス出版
『70歳からの腸活』内藤祐二／著、エクスナレッジ
『すべての臨床医が知っておきたい腸内細菌叢』内藤祐二／著、羊土社
『生命を守るしくみ オートファジー』吉森保／著、講談社
『ターザン　アンチエイジングの正解』Tarzan 編集部／編、マガジンハウス
『老けない人は何が違うのか』山岸昌一／著、合同出版
『最新医学が教える最強のアンチエイジング』米井喜一／著、日本実業出版社
『アンチ・エイジング医学　2024年6月号』メディカルレビュー社
『アンチエイジング医学の基礎と臨床　第4版』日本抗加齢医学会、認定テキスト改訂版編纂委員会／編集　メジカルビュー社
『病気がみえる Vol.3 糖尿病・代謝・内分泌 改訂第5版』メディックメディア

『不調を食生活で見直すためのからだ大全』池上文雄、加藤光敏他／監修、NHK出版
『老化は予防できる、治療できる』根来秀行／著、ワニブックス
『日本人の食事摂取基準2020年版』伊藤貞嘉、佐々木敏／監修、第一出版

参考ホームページ

●脂質と血栓の医学
●日本抗糖化学会
●AGE測定推進委員会
●東京都病院経営本部
●日本豆腐協会
●日本臨床整形外科学会
●日経ヘルス&メディカル
●第一三共株式会社
●テルモ
●オムロン
●大正製薬インナーケアコラム
●日大医学部附属板橋病院「睡眠センター」
●ダイアモンドオンライン「天然甘味料でも要注意！米国で使用制限広がる『異性化糖（果糖ぶどう糖液糖）』があふれる日本」
●東京新聞 tokyo web「〈不老不死に挑む〉（3）「老化細胞」の除去　慢性炎症抑え 若さ保つ」
●スマートドック「歯周病がアルツハイマーと関係あり？ 口の健康が認知症に及ぼす影響」
●東洋経済オンライン「日本人が持つ「太りにくくなる菌」効果が出る食品」
●大学ジャーナルオンライン「大阪公立大学、ブロッコリースプラウトが超硫黄分子を大量に含有することを発見」

＊本書は２０１５年３月に新書判で小社より刊行されたものに
大幅に加筆・修正したものです。

本文デザイン…青木佐和子
編集協力………上原章江

人生の活動源として

いま要求される新しい気運は、最も現実的な生々しい時代に吐息する大衆の活力と活動源である。

文明はすべてを合理化し、自主的精神はますます衰退に瀕し、自由は奪われようとしている今日、プレイブックスに課せられた役割と必要は広く新鮮な願いとなろう。

いわゆる知識人にもとめる書物は数多く窺うまでもない。

本刊行は、在来の観念類型を打破し、謂わば現代生活の機能に即する潤滑油として、逞しい生命を吹込もうとするものである。

われわれの現状は、埃りと騒音に紛れ、雑踏に苛まれ、あくせく追われる仕事に、日々の不安は健全な精神生活を妨げる圧迫感となり、まさに現実はストレス症状を呈している。

プレイブックスは、それらすべてのうっ積を吹きとばし、自由闊達な活動力を培養し、勇気と自信を生みだす最も楽しいシリーズたらんことを、われわれは鋭意貫かんとするものである。

―創始者のことば―　小澤和一

著者紹介

森由香子〈もり　ゆかこ〉

管理栄養士。日本抗加齢医学会指導士。東京農業大学農学部栄養学科卒業。大妻女子大学大学院（人間文化研究科　人間生活科学専攻）修士課程修了。医療機関をはじめ幅広い分野で活動中。クリニックで、入院・外来患者の栄養指導、食事記録の栄養分析、ダイエット指導、フランス料理の三國清三シェフとともに、病院食や院内レストラン「ミクニマンスール」のメニュー開発、料理本の制作などの経験を持つ。日本サルコペニア・フレイル学会会員・日本認知症予防学会会員・日本排尿機能学会会員・日本時間栄養学会会員。抗加齢指導士の立場からは、〈食事からのアンチエイジング〉を提唱し、「かきくけこ、やまにさち」® 食事法の普及につとめている。

パーソナル栄養指導/https://mori-yukaco.com

最新版《さいしんばん》

老《ふ》けない人《ひと》は何《なに》を食《た》べているのか　青春新書 PLAYBOOKS

2024年10月25日　第1刷
2024年12月30日　第3刷

著　者　森《もり》由《ゆ》香《か》子《こ》

発行者　小澤源太郎

責任編集　株式会社プライム涌光

電話　編集部　03(3203)2850

発行所　東京都新宿区若松町12番1号 〒162-0056　株式会社青春出版社

電話　営業部　03(3207)1916　振替番号　00190-7-98602

印刷・三松堂　製本・フォーネット社

ISBN978-4-413-21217-5

青春新書 PLAYBOOKS

人生を自由自在に活動する——プレイブックス

「シンプル」な選択が自律神経を整える理由

小林弘幸

何を選び、何を捨てるか——
たった1%の「迷い」があるだけで、
自律神経は乱れる

P-1204

「老けない人」の習慣、ぜんぶ集めました。

ホームライフ取材班［編］

見た目も体も若々しい人は
「何を」やっているのか？

P-1205

ダイエットしたい人のやせるキッチン

森由香子

理想の体型は
キッチンを変えるだけでよかった

P-1206

「やせてる人」の習慣、ぜんぶ集めました。

工藤孝文［監修］
ホームライフ取材班［編］

食べてるのに
太らない人の秘密とは？

P-1207

お願い ページわりの関係からここでは一部の既刊本しか掲載してありません。
折り込みの出版案内もご参考にご覧ください。